陈修园医学丛书

伤寒论浅注

清·陈修园　撰

刘德荣　校注

U0308091

中国中医药出版社

·北　京·

图书在版编目（CIP）数据

伤寒论浅注/（清）陈修园撰；刘德荣校注 . —北京：中国中医药出版社，2016.5（2025.5 重印）
（陈修园医学丛书）
ISBN 978-7-5132-2361-4

Ⅰ.①伤… Ⅱ.①陈… ②刘… Ⅲ.①《伤寒论》—注释 Ⅳ.①R222.22

中国版本图书馆 CIP 数据核字（2015）第 025791 号

中 国 中 医 药 出 版 社 出 版
北京经济技术开发区科创十三街31号院二区8号楼
邮政编码 100176
传真 010-64405721
廊坊市祥丰印刷有限公司印刷
各地新华书店经销

*

开本 880×1230 1/32 印张 8 字数 137 千字
2016 年 5 月第 1 版 2025 年 5 月第 8 次印刷
书 号 ISBN 978-7-5132-2361-4

*

定价 25.00 元
网址 www.cptcm.com

内容提要

　　《伤寒论浅注》为陈修园的代表著作之一，约成书于清嘉庆元年（1796）。全书共 6 卷，遵从张志聪、张锡驹所分章节，专注六经诸篇，至劳复止；以平脉、辨脉、伤寒例、诸可不可等篇为王叔和所增，皆置之不论。而对仲景原文，陈修园认为《伤寒论》三百九十七节，每一节自成一法，故别创体例，采浅显文字，用小字衬注于原文之中，使之一气呵成，明白晓畅。又于每一节之后，扼要标明其法之所在。并根据《伤寒论》精神，合若干节为一段，采用"按"、"述"、"引"等形式进行综合评论，旨在畅达经义，使学者乐于习诵，故特加意于一"浅"字。

前 言

　　陈念祖，字修园、良友，号慎修，福建省长乐县江田乡溪眉村人。生于清乾隆十八年（1753），卒于清道光三年（1823），终年七十岁。是清代著名医学家、教育家。

　　陈修园早年丧父，家境贫寒。幼时从祖父陈居廊（字天弼）读经史，兼习医学。嘉庆六年（1801）涉足仕途，最初到直隶保阳（今保定市）供职。历任河北省磁县、枣强县和威县知县、同知。嘉庆二十二年（1817）又升任直隶州知州，次年代理正定府知府。陈氏在涉足仕途的十几载光景里，以张仲景为榜样，究心民瘼，政绩显著，且念念不忘济世救人，亦官亦医。嘉庆二十四年（1819），陈修园因年老告归，时年66岁。归闽后，致力于医学，在福州的嵩山井上草堂，一面讲学，一面伏案著书，孜孜不倦。老骥伏枥，志在千里，终以医名流芳于后世。

　　陈修园的一生孜孜不倦，从事医学知识普及工作，业经肯定的著作有《南雅堂医书全集》（即《陈修园医书十六种》）。《南雅堂医书全集》是清代优秀中医药丛书之一，包括《灵素节要浅注》《金匮要略浅注》《金匮方歌括》《伤寒论浅注》《长沙方歌括》《医学实在易》《医学从众录》《女科要旨》《神农本草经读》《医学三字经》《时方妙用》《时方歌括》《景岳新方砭》《伤寒真方歌括》《伤寒医诀串解》《十药神书注解》十六种。其内容丰富，包括中医经典著作注解、基础理论、诊断学、方药学以及临床各科治疗学。其文字质朴洗炼，畅达优美，深入浅出，从博返约，切于实用。200 多年来流传广泛，影响深远，是中医自学与教学的重要书籍。

《医学三字经》为中医四小经典之一。由博返约，朗朗上口，易学易记，发后学之蒙，得而会喜曰"医学实在易"。医之为道，至深至浅，至难至易，雅俗共赏，他的著作近 200 年来一直对广大读者拥有惊人的吸引力并受到经久不衰的好评。关于陈氏这些中医普及性读物的作用，国医大师邓铁涛教授曾指出：新中国成立前私立中医学校入学人数不多，可是读陈修园书而当医生的甚多。我国当代的一些著名老中医，有不少就是由读陈修园的书开始学医的。由此可见，陈氏著作的作用与影响是多么深远。

《陈修园医学丛书》具有以下特点：

（1）书目选定严谨：陈修园医著深入浅出，简明实用，故问世后风行海内，翻刻重印不断。书商见陈氏之书如此畅销，便将许多非陈氏所著之书也夹杂其中以牟利，冠名"陈修园医书××种"刊行。当时书坊流行的就有十六种、二十三种、三十二种、四十八种、六十种、七十种、七十二种等。《陈修园医学丛书》选录的十六种，都是经考证甄别，为医学界公认的陈修园医著。其他如《医医偶录》一书，虽《珍本医书集成》和《长乐县志》已作为陈氏之书收录或著录，但《陈修园医学丛书》校注者考其内容与江涵暾之《笔花医镜》大同，故本着"宁缺勿滥"的原则，未予收录。

（2）校勘底本较好：陈修园的医学著述，其刊刻印行的版本之多，在中国医学史上，堪称首屈一指。与以往出版的校点本相比，《陈修园医学丛书》注重对底本的选择。如《医学三字经》所选的清嘉庆九年（1804）南雅堂藏板本，《金匮要略浅注》所选的清道光十年（1830）刻本，《金匮方歌括》所选的清道光十六年（1836）南雅堂藏板本，《女科要旨》所选的清道光二十一年（1841）刻本，《医学实在易》所选的清道光二十四年（1844）刻本，以及《灵素节要浅注》所选的清同治四年（1865）南雅堂刻本，都是陈修园医著中较早和较好的版本。

（3）出注少而精：陈修园医书行文流畅，文字简明，故《陈修园医学丛书》在注释时遵循少而精的原则。如对《伤寒医诀串解》卷三"盖少阳之气游行三焦，因胁下之阻隔，合上节之治节不行"一句中"上节"注为"应是上焦,指肺";对《时方妙用》卷一"因风以害,即释氏所谓业风一吹金石乌有是也"句中的"业风"注为"佛家语,指不正之风",皆为简洁明了之注。

在《陈修园医学丛书》出版之际,我们由衷感谢中国中医药出版社为传播中医药优秀著作所作出的不懈努力,期待有更多更好的中医药作品出版,让世界了解中医,国人信仰中医,学子热爱中医。

《陈修园医学丛书》编委会
2016 年 4 月

校注说明

《伤寒论浅注》，约成书于清嘉庆元年（1796）。全书共6卷，遵从张志聪、张锡驹所分章节，专注六经诸篇，至劳复止；以平脉、辨脉、伤寒例、诸可不可等篇为王叔和所增，皆置之不论。而对仲景原文，陈修园认为《伤寒论》三百九十七节，每一节自成一法，故别创体例，采浅显文字，用小字衬注于原文之中，使之一气呵成，明白晓畅。又于每一节之后，扼要标明其法之所在。并根据《伤寒论》精神，合若干节为一段，采用"按"、"述"、"引"等形式进行综合评论，旨在畅达经义，使学者乐于习诵，故特加意于一"浅"字。

该书自问世以来，代有翻刻，讹误较多，今取善本校注，具体处理方法如下：

一、本次校注，以清光绪十五年（1889）仲冬古吴光裕书屋署本（吴郡扫叶山房校刊重锓）为底本，以福州宏文阁刻本为主校本，南雅堂藏板为参校本。

二、底本中确系明显之错字、俗字，或笔划小误者，均予以径改，不出校记。如系底本错讹脱衍，需辨明者，则据校本改正或增删，并出校注明。

三、底本与校本不一，而文义均通者，不出校，悉从底本；难予以肯定何者为是者，原文不动，出校注明。

四、底本与校本有异，属底本讹误，均予以校补，出注说明。

五、陈氏诠释经典著作，引用原文常系摘引，凡此情况，不增补，不出校；陈氏引录他书文句常有删节，或缩写改动，凡不失原意者，均置之不论，以保持原貌。

六、底本目录与正文内容有异者，互相增补，出校说明。

七、凡属生僻字、词，加注音及注释。

八、凡属通假字，原文不动，首见出注说明。

九、由于版式更改，原方位词，如"左"、"右"等一律改作"下"、"上"，不出注。

十、凡属书名、篇名，一律加书名号，不出注。

十一、原书各卷前有署名"闽长乐陈念祖修园集注"，男蔚古愚、元犀灵石同参校，一并删去，不出注。

原　序

　　余每览越人入虢之诊，望齐侯之色，未尝不慨然叹其才秀也。怪当今居世之士，曾不留神医药，精究方术，上以疗君亲之疾，下以救贫贱之厄，中以保身长全，以养其生。但竞逐荣势，企踵权豪，孜孜汲汲，惟名利是务；崇饰其末，忽弃其本，华其外而悴其内，皮之不存，毛将安附焉？卒然遭邪风之气，婴非常之疾，患及祸至，而方震栗，降志屈节，钦望巫祝，告穷归天，束手受败。赍百年之寿命，持至贵之重器，委付凡医，恣其所措。咄嗟呜呼！厥身已毙，神明消灭，变为异物，幽潜重泉，徒为啼泣。痛夫！举世昏迷，莫能觉悟，不惜其命，若是轻生，彼何荣势之云哉？而进不能爱人知人，退不能爱身知己，遇灾值祸，身居厄地，蒙蒙昧昧，蠢若游魂。哀乎！趋世之士，驰竞浮华，不固根本，忘躯徇物，危若冰谷，至于是也！

　　余宗族素多，向余二百。建安纪年以来，犹未十稔，其死亡者三分有二，伤寒十居其七。感往昔之沦丧，伤横夭之莫救，乃勤求古训，博采众方，撰用

《素问》、《九卷》、《八十一难》、《阴阳大论》、《胎胪药录》，并平脉辨证，为《伤寒杂病论》合十六卷。虽未能尽愈诸病，庶可以见病知源，若能寻余所集，思过半矣。

夫天布五行，以运万类；人禀五常，以有五脏。经络府俞，阴阳会通，元冥幽微，变化难极。自非才高识妙，岂能探其理致哉？上古有神农、黄帝、岐伯、伯高、雷公、少俞、少师、仲文，中世有长桑、扁鹊，汉有公乘阳庆及仓公。下此以往，未之闻也。观今之医，不念思求经旨，以演其所知，各承家技，终始顺旧。省疾问病，务在口给，相对斯须，便处汤药。按寸不及尺，握手不及足；人迎趺阳，三部不参；动数发息，不满五十。短期未知决诊，九候曾无仿佛；明堂阙庭，尽不见察，所谓窥管而已。夫欲视死别生，实为难矣！

孔子云：生而知之者上，学则亚之，多闻博识知之次也。余宿尚方术，请事斯语。

汉长沙太守南阳张机仲景撰

序①

　　程郊倩注曰：古人作书，大旨多从序中提出。孔子于《春秋》未尝有序，然其言曰：知我者其惟《春秋》乎，罪我者其惟《春秋》乎！又曰：其义则丘窃取之矣，即此是《春秋》孔子之自序。孟子则曰：孔子惧作《春秋》。又曰：孔子作《春秋》，而乱臣贼子惧，是即孟子之代《春秋》序也。迄今未读《春秋》者，亦能道及《春秋》，无非从此数句书读而得其大旨。余读《伤寒论》仲景之自序，竟是一篇悲天悯人文字，从此处作论，盖即孔子惧作《春秋》之微旨也。缘仲景之在当时，犹夫春秋之有孔子，道大莫容，一时惊怖其言而不信。是以目击宗族之死亡，徒伤之而莫能救，则知仲景之在当时宗族且东家丘之矣。况复举世昏迷，莫知觉悟，安得不贵百年之寿命，持至贵之重器，悉委凡医，恣其所措乎？"恣其所措"四字，于医家可称痛骂，然实是为病家深悼也。医家苦于不知病，病家苦于不知医。"知"之一字，两难言之。若

---

① 序：原书无，据文义补。

欲爱人知人，先是爱身知己。凡勤求博采，从天之五行、人之五常，与夫经络腑脏、阴阳会通处，殚了多少体认工夫。此非医之事，而己之事也。医不谋之己而谋之人，则医者人也，而厥身已毙，神明消灭，变为异物，幽潜重泉，徒为啼泣者己也，非人也，医不为之代也。从此处语医，自是求之于己，不复求之于人。从己求医，求之于知；从人求医，求之于行。知行合一之学，道则皆然，医事独否。知则必不能行，行则未必能知。行者之精神力量都用在"行"上，何由去"知"？但能各承家技，终始顺旧，罔不行矣，终日杀人，亦只是行。知者之精神力量都用在"知"上，何暇去"行"？即使欲行，而思求经旨，以演其所知，较之相对斯须便处汤药者，钝不如敏，庶己见病知源；较之省疾问病务在口给者，藏不如炫，徒知活人孰与活口？所以群言莫正，高技常孤。在仲景之身，已是一钝秀才，持此诲及于医，又何利于医而屑其教诲者？故半夜晨钟，仅于序中为蒙蒙昧昧辈一唤，起此游魂，预掩其啼泣也。若是真正惜命，亟从己上作工夫，等医事于自家之身心性命，即君亲亦是己之君亲，贫贱亦是己之贫贱。至若"保身长全，以养其生"，盖是己之身与生，从爱身知己中广及爱人知人，无非自己求之者，于己处求知，不于己处求行，则寻师俱在吾论中，无他觅也。其间"见病知原"，是全论中丹头；若能"寻余所集，思过半矣"，是全论中鼎灶；"思求经

旨，以演其所知"，是全论中火候。要此火候足时，须
要晓得此论是知医的渊源，从艰难中得之，不是行医
的方技，以简便法取之者也。故一篇之中，创凡医之
害正，痛举世之昏迷，于忧谗畏讥之际，不啻三致意
焉。盖深惧夫邪说惑民，将来不以吾论为知之次，反
借吾论为行之首，从医道中生出乡愿来，以贼吾论，
于千百世后恣其所措，将何底止？故预示读吾论者，
亟以医惩艾①也。吾故曰：得仲景之《伤寒论》而读
之，先须辟去叔和之序例始；敢向叔和之序例而辟之，
先须读著仲景此处之自序始。

　　按：程郊倩，名应旄，新安人也。喜读书，神悟
过人。但变更仲景原文，以为注疏，未免聪明误用。
而少阳、太阴等篇尤多葛藤，不可为法。若使全部中
尽如此注之纯，则仲景必许为贤弟子，后学者可奉为
大宗师矣。

----

　　① 惩艾：惩治也。

凡　例

仲景书本于《内经》，法于伊尹，汉《艺文志》及皇甫谧之言可据。盖《内经》详于针灸，汤液治病始自伊尹，扁鹊、仓公因之。至仲景专以方药为治，而集群圣之大成。医门之仲景，即儒门之孔子也。但其文义高古，往往意在文字之外，注家不得其解，疑为王叔和之变乱。而不知叔和生于晋代，与仲景相去未远，何至原书无存耶？若仲景另有原书，叔和何能尽没，以致今日之所存者，仅有叔和之编次耶？要知"平脉"、"辨脉"、"伤寒例"、诸"可与不可与"等篇，为王叔和所增，增之欲补其未详，非有意变乱也。然仲景即儒门之孔子也，为叔和者，亦游、夏①不能赞一辞耳。兹故于其所增者削之。

叔和编次《伤寒论》，有功千古，增入诸篇，不书其名，王安道惜之。然自"辨太阳病脉证"至"劳复"止，皆仲景原文。其章节起止照应，王肯堂谓如神龙出没，首尾相顾，鳞甲森然。兹刻不敢增减一字，移

---

①　游、夏：即子游、子夏，系孔子的学生。

换一节。

成无己注后，诸家皆有移易，若陶节庵、张景岳、程山龄①辈无论矣。而方中行、喻嘉言、程郊倩、程扶生、魏念庭、柯韵伯皆有学问、有识见之人，而敢擅改圣经，皆由前人谓《伤寒论》非仲景原文，先入为主。遂于深奥不能解之处，不自咎其学问之浅，竟归咎于叔和编次之非。遂割章分句，挪前换后，以成一篇畅达文字。如诗家之集李集杜，虽皆李、杜句，究竟非李、杜诗也。余愿学者从仲景原文细心体认，方知诸家之互相诋驳者，终无一当也。

宣圣云：信而好古。成无己注《伤寒论》，不敢稍参意见而增删移易，盖好由于信也。后辈不得仲景之旨，遂疑王叔和之误，以致增出三大纲之说，传经为热、直中为寒之论，今古南北贵贱之分，三时正冬之异，种种谬妄，皆由不信故也。惟张隐庵、张令韶二家，俱从原文注解，虽间有矫枉过正处，而阐发五运六气、阴阳交会之理，恰与仲景自序撰用《素问》《九卷》《阴阳大论》之旨吻合，余最佩服。今照二家分其章节，原文中衬以小注，俱以二家之说为主。而间有未甚惬心者，另于方中行、喻嘉言各家中，严其采择以补之。盖以各家于仲景原文前者后之、后者前之，字句、药品任意增减改易，既非全璧，而分条注释，

---

① 程山龄：即程钟龄。

精思颖悟，不无碎金，总期于经旨明畅而后已。

仲景《伤寒论》，即《内经》所言三阴三阳各因其脏脉之理，二张会全部《内经》以为注解。余百读之后，神明与浃，几不知我即古人，古人即我。故每节总注，或注其名，或止注述字，不拘拘以形迹论也。至于各家有一得之处，必注其姓名，盖以作家苦心不容没也。

是书虽论伤寒，而百病皆在其中：内而脏腑，外而形身，以及气血之生始，经俞之会通，神机之出入，阴阳之变易，六气之循环，五运之生制，上下之交合，水火之相济，寒热虚实、温清补泻，无不悉备。且疾病千端，治法万变，统于六经之中，即吾道以一贯之之义。若读《灵》《素》《难经》，不于此求其实用，恐坠入张景岳一流，以阴阳二字说到《周易》，说到音律并及仙释，毫无下手工夫；止以人参、地黄，自数钱以及数两，为真阴、真阳之主药，贻害无所底止。急读此书，便知悔悟。

此书原文中衬以小注，只求经旨明畅，绝不敢骛及高远，致学者有涉海问津之叹。唯是汉文语短味长，往往于一二虚字中寓其实理，且于无字中运其全神。余衬以小注，采各家之精华，约之于一言一字，读者最宜于此处著眼。

余前刻数种，采集固多，而独出己见者亦复不少。惟此刻以二张为主，又博采各家独得之言，融会大旨，而为小注，去取则有之，杜撰则无也。

《伤寒论》及《金匮》方出自上古及伊尹汤液，明造化之机，探阴阳之本，所有分两、煮法、服法等，差之一黍，即大相径庭。余另有《长沙方歌括》六卷附后。

《伤寒论》晋太医令王叔和撰次，宋臣林亿等校正，金聊摄成无己注解，此为原本。如"辨脉""平脉""序例"，前贤谓其出于叔和之手。余细绎文义，与六经篇不同。至于诸"可与不可"篇，余即以叔和之说定之。叔和云：夫以疾病至急，仓卒寻按，要者难得，故重集可与不可方治列之篇后，其为叔和所作无疑。兹余于叔和所增入者悉去之，去之所以存其真也。

读　法

按：仲景《伤寒论》六经与《内经·热病论》六经，宜分别读。王叔和引《热病论》文为序例，冠于《伤寒论》之首，而论中之旨反因以晦。甚矣！著作之难也。

按：六气之本标中气不明，不可以读《伤寒论》。《内经》云：少阳之上，火气治之，中见厥阴；阳明之上，燥气治之，中见太阴；太阳之上，寒气治之，中见少阴；厥阴之上，风气治之，中见少阳；少阴之上，热气治之，中见太阳；太阴之上，湿气治之，中见阳明。所谓本也，本之下中之见也，见之下气之标也。本标不同，气应异象。《内经》此旨深邃难测，即王太仆所注亦不过随文敷衍，未见透彻。惟张景岳本张子和之说而发挥之，洵可谓千虑之一得也。（另图于后）

按：《至真要大论》曰：少阳、太阴从本；少阴、太阳从本从标；阳明、厥阴不从标本，从乎中也。何则？少阳、太阴从本者，以少阳本火而标阳，太阴本湿而标阴，标本同气，故当从本。然少阳、太阴亦有中气，而不言从中者，以少阳之中，厥阴木也，木火同气，木从火化矣，故不从中也。太阴之中，阳明金也，土金相生，燥从湿化矣，故不从中也。少阴、太阳从本从标者，以少阴本热而标阴，太阳本寒而标阳，标本异气，故或从本或从标，而治之有先后也。然少阴、太阳亦有中气，以少阴之中太阳水也，太阳之中少阴火也。同于本则异于标，同于标则异于本，故皆不从中气也。至若阳明、厥阴不从标本，从乎中者，以阳明之中，太阴湿土也，亦以燥从湿化矣。厥阴之中，少阳火也，亦以木从火化矣。故阳明、厥阴不从标本，而从中气也。要之，五行之气，以木遇火则从火化，以金遇土则从湿化，总不离于水流湿火就燥、同气相求之义耳。然六气从化，未必皆为有余。知有余之为病，亦当知其不及之难化也。夫六经之气，时有盛衰，气有余则化生太过，气不及则化生不前。从其化者化之常，得其常则化生不息；逆其化者化之变，值其变则强弱为灾。如木从火化也，火盛则木从其化，此化之太过也；阳衰则木失其化，此化之不前也。燥从湿化也，湿盛则燥从其化，此化之太过也；土衰则金失其化，亦化之不前也。五行之气正对俱然，此标本生化之理所必然者。化而过者宜抑，化而不及者不宜培耶？此说本之张景岳，诚觉颖悟，但彼时未得明师友以导之，致终身受高明之过，可惜也夫！

　　按：程郊倩云：经，犹言界也，经界既正，则彼此辄可分疆；经，犹言常也，经常既定，则徙更辄可穷变。六经署而表里分，阴阳划矣。凡虚实寒温之来虽不一其病，务使经署分明，则统辖在我，不难从经气浅而浅之，深而深之；亦不难从经气浅而深之，深而浅之可也。

按：六经之为病，仲景各有提纲。太阳以脉浮、头痛、项强、恶寒八字提纲；阳明以胃家实三字提纲；少阳以口苦、咽干、目眩六字提纲；太阴以腹满而吐、食不下、自利益甚、时腹自痛、若下之必胸下结鞕二十三字提纲；少阴以脉微细、但欲寐六字提纲；厥阴以消渴、气上撞心、心中疼热、饥而不欲食、食则吐蚘、下之利不止二十四字提纲。以提纲为主，参以论中兼见之证，斯无遁情矣。鞕音硬，坚也。蚘，食虫也。

按：程郊倩云：仲景六经条中，不但从脉证上认病，要人兼审及病情。故太阳曰恶寒，阳明曰恶热，少阳曰喜呕，太阴曰食不下，少阴曰但欲寐，厥阴曰不欲食，凡此皆病情也。

按：柯韵伯云：太阳为先天之巨阳，其热发于营卫，故一身手足壮热；阳明乃太少两阳相合之阳，其热发于肌肉，故蒸蒸发热；少阳为半表半里之阳，其热发于腠理，时开时合，故往来寒热。此三阳发热之差别也。太阴为至阴，无热可发，因为胃行津液以灌四旁，故得主四肢，而发热于手足，所以太阴伤寒手足自温，太阴中风四肢烦疼耳；少阴为封蛰之本，若少阴不藏，则坎阳无蔽，故有始受风寒而脉沉发热者，或始无表热，八九日来热入膀胱，致一身手足尽热者；

厥阴当两阴交尽，一阳初生，其伤寒也，有从阴而先厥后热者，从阳而先热后厥者，或阳进而热多厥少，或阳退而热少厥多，或阴阳和而厥与热相应者。是三阴发热之差别也。

按：高士宗云：热，阳气也；寒，阴气也。恶寒者，周身毛窍不得阳气之卫外，故皮毛啬啬然洒淅也。人周身八万四千毛窍。太阳卫外之气也，若病太阳之气，则通体恶寒。从头项而至背膂，太阳循行之经也。若病太阳之经，则其背恶寒，恶寒之外，又有身寒。身寒者，著衣重复而身常寒，乃三焦火热之气不能温肌肉也。本论云：形冷恶寒者，此三焦伤也，即身寒之谓也。

按：《灵枢·本脏》篇云：三焦膀胱者，腠理毫毛其应。是太阳又主通体之毫毛，而为肤表之第一层，故必首伤太阳也。然亦有不从太阳，而竟至于阳明、少阳以及于三阴者。张令韶注云，此又值三阴三阳所主之部位而受之也。《灵枢·病形》篇云：中于面，则下阳明；中于项，则下太阳；中于颊，则下少阳。其中于膺背两胁，亦中其经。又曰：中于阴者，常从跗臂始。此皆不必拘于首伤太阳也。柯韵伯云：本论太阳受邪，有中项、中背之别，中项则头项强痛，中背则背强几几也；阳明有中面、中膺之别，中面则目痛鼻干，中膺则胸中痞鞕也；少阳有中颊、中胁之别，中颊则口苦咽干，中胁则胁下痞硬也。此岐伯"中阳溜经"之义。其云邪中于阴从跗臂始，奈何？谓自经及脏，脏气实而不能容，则邪还于腑？故本论三阴皆有自利证，是寒邪还腑也；三阳皆有可下证，是热邪还腑也。此岐伯"中阴溜腑"之义。

按：张令韶云：传经之法，一日太阳，二日阳明，三日少阳，四日太阴，五日少阴，六日厥阴。六气以次相传，周而复始，一定不移，此气传而非病传也。本太阳病不解，或入于阳，或入于阴，不拘时日，无分次第。如传于阳明，则见阳明证；传于少阳，则见少阳证；传于三阴，则见三阴证。论所谓阳明、少阳证不见者，为不传也。伤寒三日，三阳为尽，三阴当受邪；其人反能食而不呕者，此为三阴不受邪也。此病邪之传也。须知正气之相传，自有定期。病邪之相传，随其证而治之，而不必拘于日数，此传经之大关目也。不然，岂有一日太阳则见头痛、发热等证，至六日厥阴不已，七日来复于太阳，复又见头痛、发热之证乎？此必无之理也。且三阴三阳，上奉天之六气，下应地之五行，中合人之脏腑，合而为一，分而为三，所该者广。今人言太阳止曰膀胱，言阳明止曰胃，言少阳止曰胆，三阴亦然，是以有传足不传手之说。不知脏腑有形者也，三阴三阳无形者也，无形可以该有形，而有形不可以概无形。故一言三阳，而手足三阳俱在其中；一言三阴，而手足三阴俱在其中。所以六经首节止提太阳之为病，而不言足太阳、足少阴之为病，其义可思矣。况论中厥阴心包、少阳三焦、太阴肺之证颇多；又阳明燥结，有不涉于大肠者乎？传足不传手之说非也。

按：《内经》云：太阳为开，阳明为阖，少阳为枢；太阴为开，厥阴为阖，少阴为枢。此数语为审证施治之大关键。至于病发何经，或始终只在一经，或转属他经，或与他经合病、并病，各经自有各经之的证可验，原不可以日数拘。而一日太阳至六日厥阴之数，周而复始，谓之经气，其日数一定不移。医者先审出确系那一经之病证，再按各经值日之主气定其微甚，卜其生死，乘其所值之经气而救治之，此论中之大旨也。其一二日、八九日、十余日等字，皆是眼目，不可只作间字读也。

按：或问张令韶曰：伤寒六气相传，正传而非邪传固已，不知无病之人正亦相传否？不然，正自正传，邪自邪传，两不相涉，正传可以不论，何以伤寒必计日数也？答曰：无病之人，由阴而阳，由一而三，始于厥阴，终于太阳，周而复始，运行不息，莫知其然。无病之人经气之传，无所凭验。病则由阳而阴，由三而一，始于太阳，终于厥阴。自得病之日，即从太阳逆传，一日一经。一逆则病，再逆则甚，三逆而死矣。所以伤寒传经，不过三传而止，安能久逆也？其有过十八日不愈者，虽病而经不传也，不传则势缓矣。

按：宋元以后医书，皆谓邪从三阳传入，俱是热证，惟有下之一法。论中四逆、白通、理中等方，俱

为直中立法。何以谓之直中？谓不从三阳传入，径入
三阴之脏，惟有温之一法。凡传经俱为热证，寒邪有
直中而无传经，数百年来相沿之说也。余向亦深信其
然，及临证之久，则以为不然。"直中"二字，《伤寒
论》虽无明文，而直中之病则有之。有初病即见三阴
寒证者，宜大温之；有初病即是三阴热证者，宜大凉
之、大下之。是寒热俱有直中，世谓直中皆为寒证者，
非也；有谓递次传入三阴尽无寒证者，亦非也。盖寒
热二气，盛则从化，余揆其故则有二：一从病体而分，
一从误药而变，何则？人之形有厚薄，气有盛衰，脏
有寒热，所受之邪，每从其人之脏气而为热化、寒化。
今试譬之于酒，酒取诸水泉，寒物也；酒酿以曲蘖，
又热物也。阳脏之人过饮之，不觉其寒，第觉其热，
热性迅发则吐血、面疮诸热证作矣；阴脏之人过饮之，
不觉其热，但觉其寒，寒性凝滞则停饮、腹胀、泄泻
诸寒邪作矣。知此愈知寒热之化，由病人之体而分也。
何谓误药而变？凡汗下失宜，过之则伤正而虚其阳，
不及则热炽而伤其阴。虚其阳，则从少阴阴化之证多，
以太阳、少阴相表里也；伤其阴，则从阳明阳化之证
多，以太阳、阳明递相传也。所谓寒化、热化，由误
治而变者此也。至云寒邪不相传，更为不经之说。仲
景云：下利、腹胀满、身体疼痛者，先温其里，乃攻
其表，温里宜四逆汤，攻表宜桂枝汤，此三阳阳邪传入
三阴，邪从阴化之寒证也。如少阴证下利，白通汤主

之，此太阴寒邪传入少阴之寒证也；如下利清谷，表寒外热，汗出而厥者，通脉四逆汤主之，此少阴寒邪传入厥阴之寒证也。谁谓阴不相传，无阳从阴化之理乎？末段采吴氏说，与本注略有异同，然大体却不相悖。

按：论中言脉，每以寸口与趺阳、少阴并举。又自序云：按寸不及尺，握手不及足，人迎、趺阳三部不参等语，是遍求法，所谓撰用《素问》《九卷》是也。然论中言脉不与趺阳、少阴并举者，尤多是独取寸口法，所谓撰用《八十一难》是也。然仲景一部书，全是活泼泼天机，凡寸口与趺阳、少阴对举者，其寸口是统寸、关、尺而言也；与关、尺并举者，是单指关前之寸口而言也。然心营、肺卫应于两寸，即以论中所言之寸口，俱单指关前之寸口而言，未始不可也。曰足太溪穴属肾，足趺阳穴属胃，仲景用少阴、趺阳字眼，犹云肾气、胃气。少阴诊之于尺部，趺阳诊之于关部，不拘于穴道上取诊，亦未始不可也。然而仲景不言关、尺，止言少阴、趺阳，何也？盖两寸主乎上焦，营卫之所司，不能偏轻偏重，故可以概言寸口也。两关主乎中焦，而脾胃之所司，左统于右，若剔出右关二字，执著又不该括，不如止言趺阳之为得也。两尺主乎下焦，而肾之所司，右统于左，若剔出左尺二字，执著又不该括，不如止言少阴之为得也。至于人迎穴在结喉，为足阳明之动脉，诊于右关，更不待言矣。而且序文指出"三部"二字，醒出论中大眼目，学者遵古而不泥于古，然后可以读活泼泼之《伤寒论》。

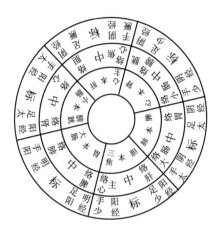

脏腑应天本标中气图

脏腑经络之标本：脏腑为本，居里；十二经为标，居表；表里相络者为中气，居中；所谓络者，乃表里互相维络，如足太阳膀胱经络于肾，足少阴肾经亦络于膀胱也。余仿此。

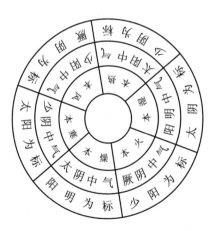

上中下本标中气图

六经之气，以风、寒、热、湿、火、燥为本，三阴三阳为标，本标之中见者为中气。中气如少阳、厥阴为表里，阳明、太阴为表里，太阳、少阴为表里。表里相通，则彼此互为中气。义出《六微旨大论》。

按①：前人谓《伤寒论》三百九十七法、一百一十三方，柯氏非之，余向亦服柯氏之灼见。然二十年来，诵读之余，偶得悟机，必注其旁。甲寅乙卯，又总录之，分为二种：一曰《伤寒论读》，一曰《长沙心法》，尚未付梓。己巳岁保阳供职之余，又著《伤寒论浅注》一十二卷，删去《伤寒序例》《平脉》《辨脉》及《可与不可与》等篇，断为叔和所增，即《痉湿暍篇》亦是叔和从《金匮》移入。何以知之？即于前人所谓三百九十七法、一百一十三方二句知之也。其一百一十三方之数，宋元旧本与近本俱同，无庸赘论。而喻嘉言于各节后旁注，计共几法，未免强不知以为知。张宪公、王晋三以各方后咬咀为末、先后煮、啜粥不啜粥、饮暖水、日几服夜几服等为法，亦不过于人人俱略中点个眼目，非于全论中明其体用。且三百九十七之数亦不相合，余不敢阿其所好。新安程郊倩一翻前说，谓论中各自名篇，而不言法；其辨脉、平脉系之以法，而不名篇，法止有二，多则不成法矣。而不知王叔和以脉法自许，著有《脉经》行世，其《辨脉》《平脉》原为叔和所增。程郊倩《后条辨》一部，有心与叔和为难，而竟崇奉此二篇为不易之法。是贬驳叔和者，反为叔和之功臣。叔和有知，当亦哑然笑矣。余考仲师原论始于太阳篇，至《阴阳易差后

————————————

① 按：该部分内容原在目录之后。

劳复》篇止，共计三百九十七节。二张于阳明篇病人无表里一节，误分为两节，今改正之。何以不言节而言法？盖节中字字是法，言法即可以该节也。至于痉湿暍证，虽当与本论另看，而义实相通。叔和引《金匮》原文以附之，不敢采入论中一方，微示区别之意也。其序例、辨脉、平脉诸篇，开手处先挈立论之大端。其可与不可诸篇总结处，重申立论之法戒。编次之体裁如是，王安道谓其附入己意不明，书其名而病之。岂知其附入处，用笔敷辞，不敢临摹一式，大有深意。天下后世，若能体会于文字之外者，许读此书。否则，宁使千千万万门外汉讽我谤我，藉权力而陷我穷途之哭。总不使未入我白眼中者，向人说曾读我书。曾读我所读之书则幸甚，叔和谅亦嗤、阮一辈人欤！

目 录

---

① 篇：后有计××节，下同。

卷　　一

辨太阳病脉证篇

太阳主人身最外一层，有经之为病，有气之为病，主于外则脉应之而浮，何以谓经？《内经》云：太阳之脉连风府，上头项，挟脊，抵腰，至足，循身之背，故其为病头项强痛。何以谓气？《内经》云：太阳之上，寒气主之。其病有因风而始恶寒者，有不因风而自恶寒者，虽有微甚，而总不离乎恶寒。盖人周身八万四千毛窍，太阳卫外之气也。若病太阳之气，则通体恶寒；若病太阳之经，则背恶寒。

此言太阳之为病总提大纲。

太阳脉浮，头项强痛之病，若得病而即见**发热**，风为阳邪，其性迅速也；且见汗出，风干肌腠而外不固也。恶寒之微，见风始恶而为**恶风**，风性散漫，于浮脉之中，而觉其怠缓者，此病名**为中风**。其名为中奈何？盖以风者善行而数变，由毫毛直入肌腠，如矢石之中人也。

此论风中太阳之肌腠。受业薛步云按：风，阳邪也。太阳之标为阳，两阳相从之为病，重在"发热"

二字。

　　太阳脉浮，头项强痛之**病**，中风外又有阴邪之证。其邪浅，其人阳气盛者，即时**或已发热**；其邪深，其人阳气弱者，其时**或未发热**，然已发未发，虽曰不同，而于其先见之时，可以断其**必然**者，一在**恶寒**，以伤寒**必恶寒**，无风时亦觉其寒，非若恶风者，有风时始觉其寒也；一在**体痛**，以寒邪外束，伤太阳通体之气也；一在呕逆，以寒邪内侵，里气不纳也。其为**脉阴尺阳寸俱紧**者，以太阳本寒，而加以外寒，两寒之气凝聚于中故也。此非太阳中风，而**名之曰伤寒**。其名为伤奈何？以肤表第一层而受损伤也。

　　此论寒伤太阳之肤表。受业薛步云按：寒，阴邪也。太阳之本为阴，两阴相合之为病，重在"恶寒"二字。

　　人之言伤寒者，动曰传经，其所以然之理难言也。有正传，有邪传，有阴阳表里之气相传，有六经连贯之气相传。请以阴阳表里之气相传者言之：**伤寒一日，太阳之气受之，**然太阳与少阴相表里，**脉若安静而不数急者，为止在太阳，而不传于少阴也；颇欲吐者，**即少阴欲吐不吐之见证。若兼见足少阴之躁、手少阴之烦，诊其脉数急而不安静者，乃病太阳之气，中见少阴之化**为传**也。伤寒如此，中风亦然。

　　又以六经之气相传言之：**伤寒二日当阳明主气之期**，三日当少阳主气之期。若**阳明**之身热，自汗，不

恶寒，反恶热之外证不见，少阳之口苦，咽干，目眩
之外证不见者，为气之相传，而病不与气俱传也。伤
寒如此，中风可知矣。二经如此，他经可知矣。

此二节，一论阴阳表里相传，一论六经之气相传。

且夫太阳病之即发者，有中风、伤寒之异。至于
不即发者，《内经》谓冬伤于寒，春必病温，为伏邪蕴
酿成热，邪自内出。其证脉浮，头项强痛，故亦谓之
太阳病。但初起即发热而渴，不恶寒者，须于中风、
伤寒之外区别，为温病。治宜寒凉以解散，顺其性以
导之，如麻杏甘石汤之类。若无头项强痛之太阳病，
但见发热而渴、不恶寒之证，是太阳底面少阴为病。
《内经》谓冬不藏精，春必病温是也。如心中烦不得卧
者，黄连阿胶汤主之。稍轻者，阳盛阴虚之人，周身
之经络浑是热气布护，治法只宜求之太阳署之里，阳
明署之表。如所云心中懊㤎、舌上苔者，栀子豉汤主
之；渴欲饮水、口干舌燥者，白虎加人参汤主之；脉
浮，发热，渴欲饮水，小便不利者，猪苓汤主之之类，
切不可用辛温以发汗。若医者误用辛温之剂汗之，其
内蕴之热得辛温而益盛。不特汗后身不凉静，而且发
汗已，身反灼热者，是温病为风药所坏，遂变重证。
名曰风温。风温之为病，若何？其脉阴尺阳寸俱浮，
其证自汗出，犹为太阳中风之本象，而大可患者全显
出少阴之危象。肾主骨，热在骨，故身重，热入阴分，
故神昏而多眠睡，鼻息必鼾，为肾热而壅于肺；语言

难出，为肾热而壅于心，以肾脉上连心、肺也。若被误下者，津液竭于下，而小便不利，津液竭于上，则目系紧急而直视，且既竭之余，肾气将绝，不能约太阳之气而失溲。危乎，危乎！若更被火灸或烧针者，以热攻热，肾败而现出克攻之象。微者皮肤发黄色，为土克水。剧则热亢攻心，如惊痫，热极生风，时瘈疭。其皮肤不止发黄，竟若火熏之，现出黄中带黑之色，是被下为一逆，被火再为逆。一逆尚可引日，再逆则促其命期。推而言之，凡服一切消导之药，皆犯被下之禁；凡服一切辛热之药，皆犯被火之禁，医者可不慎乎哉？

此言太阳病中有温病，误治即变风温也。

太阳底面，即是少阴。治太阳之病，即宜预顾少阴。二经标本寒热不同，医者必先了然于心，然后丝丝入扣。《内经》云：太阳之上，寒气主之，以寒为本，以热为标也。又云：少阴之上，君火主之。以热为本，以寒为标也。病有发热恶寒者，发于太阳之标阳也；无热恶寒者，发于少阴之标阴也。发于阳者七日愈，发于阴者六日愈，以阳数七、阴数六故也。

此一节，提阴阳寒热标本之大纲，并按阴阳之数，以定病愈之期，言手足标本之异。手之太阳其标热也，与手少阴为表里。发热恶寒，发于手太阳之标阳也。足之太阳其本寒也，与足少阴为表里。无热恶寒，发于足少阴之标阴也。

何以谓发于阳者七日愈？请言其所以愈之故。如太阳病，头痛等证至七日以上应奇数而自愈者，以太阳之病，自行其本经已尽七日之数故也。若未愈欲作再经者，阳明受之，宜针足阳明足三里穴以泄其邪，使经不传则愈。推之发于阴者六日愈之故，亦可以此例而得其旨矣。

此节承上文而言病愈之期，又提出"行其经"三字，谓自行其本经，与传经不同，曲尽伤寒之变幻。

六经皆有行有传，举太阳以为例。

察阴阳之数，既可推其病愈之日，而六经之病欲解，亦可于其所旺时推测而知之。太阳病欲解之时，大抵从巳至未上者，以巳午二时，日中而阳气隆，太阳之所主也。邪欲退正欲复，得天气之助，值旺时而解矣。

此一节承上文而言病愈之时，以见天之六淫，能伤人之正气；而天之十二时，又能助人之正气也。

邪解后，未全畅快，曰病衰，曰少愈，皆可以"不了了"三字赅之。风，阳邪也，如太阳中风家，七日阳得奇数，邪气从表而解。然虽解而余邪不了了净尽者，俟过五日，五日为一候，五脏元气始充，合共十二日，精神慧爽而愈。推之寒为阴邪，如发于阴之病，六日阴得偶数而解。既解而不了了者，亦须复过一候，大抵十一日而愈矣。若误治又不在此例。

此一节承上文言既愈之后而定以全愈之期也。

医家辨证，开口一言太阳，瞩目即在少阴。须知太阳标热而本寒，少阴标寒而本热。太阳之标，即少阴之本；少阴之本，即太阳之标。上章以发热、无热言，犹未畅明其义。兹请再申之，为辨太阳之证者辨到太阳之根。**病人身大热**，为太阳之标热在外，而**反欲得近衣者**，为少阴之标寒在内，是热在太阳所主之**皮肤**，寒在少阴所主之**骨髓**也；**身大寒**，为太阳之本寒在外，而**反不欲近衣者**，为少阴之本热在内，是寒在太阳所主之皮肤，**热在少阴所主之骨髓也**。身之寒热不足凭，必以骨髓之寒热为主。阳根于阴，司命者不可不深明此理也。

此一章承前章阴阳寒热标本之旨，深一层立论。

上章言其所恶，此章言其所欲，皆探其病情。程郊倩云：阴阳顺逆之理，在天地征之于气者，在人身即协之于情，情则无假。合之前三章，彼为从外以审内法，此则从内以审外法。

救治之法，须辨脉证以立方。先以太阳言；太阳中风，风为阳邪而中于肌腠，其脉阳寸浮而阴尺弱。阳浮者，风势迅发，不待闭郁而**热**自发；阴弱者，津液漏泄，不待覆盖而汗自出。而且啬啬欲闭之状而**恶寒**，淅淅欲开之状而恶风，翕翕难开难合之状而**发热**，阳邪上壅而**鼻鸣**，阳邪上逆而干呕者，中风脉证的确无疑。**桂枝汤主之**。

此一节言风中太阳之肌腠，立方以救治也。

桂枝汤方

桂枝三两，去皮　芍药三两　甘草二两，炙　生姜三两，切　大枣十二枚，擘

上五味㕮咀，以水七升，微火煮取三升，去滓。适寒温，服一升，服已须臾，啜热稀粥一升余，以助药力。温覆令一时许，遍身漐漐，微似有汗者益佳。不可令如水流漓，病必不除。若一服汗出病差，停后服，不必尽剂。若不汗，更服依前法。又不汗，后服小促其间，半日许，令三服尽。若病重者，一日一夜服，周时观之。服一剂尽，病证犹在者，更作服。若不汗出者，乃服至二三剂。禁生冷、粘滑、肉面、五辛、酒酪、臭恶等物。

桂枝汤调阴阳、和营卫，为太阳中风之主方，而其功用不止此也。凡中风、伤寒、杂病，审系太阳之为病，医者必于头痛发热等公同证中认出。汗出一证为大主脑。汗出则毛窍空虚，亦因而恶风者，桂枝汤主之。不必问其为中风、伤寒、杂病也。第审其汗出斯用之，无有不当矣。

此一节承上节而推广桂枝汤之用。

虽然病在太阳之肌腠，桂枝汤诚为切当。若太阳经输之病，专用桂枝汤原方，恐未能丝丝入扣。《内经》云：邪入于输，腰脊乃强。盖太阳之经输在背。太阳病，项背不舒而强如短羽之鸟，欲飞而不能飞，

其状几几，是邪入太阳之经输也。夫邪之中人，始于皮毛，次及肌络，次及经输。今者邪入经输，则经输实而皮毛虚，故反汗出而恶风。视桂枝证同而不同者，非得葛根入土最深，其藤延蔓似络，领桂枝直入肌络之内，而还出于肌肤之外者，不能捷效。必以桂枝加葛根汤主之。

此一节言太阳经输之证，亦承上节推广桂枝汤之用而不泥其方。

桂枝加葛根汤方

桂枝三两，去皮　苟药三两　甘草二两，炙　生姜三两，切　大枣十二枚，擘　葛根四两

上六味，以水七升，纳诸药，煮取三升，去滓，温服一升，不须啜粥。余如桂枝将息及禁忌法。

桂枝汤为肌腠之主方。邪在肌腠，既可于汗出等正面看出，亦可于误治后反面勘出。太阳病，误下之后，则太阳之气当从肌腠而下陷矣。若不下陷而其气竟上冲者，是不因下而内陷，仍在于肌腠之间，可与桂枝汤，方用前啜稀粥温覆微取汗法，从肌腠外出而愈矣。若不上冲者，邪已内陷，不在肌腠之中，桂枝不可与之。

此一节，承上节以起下文五节之意。

张令韶曰：经云太阳根于至阴，是太阳之气由至阴而上于胸膈，由胸膈而出于肌腠，由肌腠而达于皮

毛，外行于三阳，内行于三阴。气从此而出入，邪亦从此而出入。师所谓其气者，指此而言也。读者知正气之出入如此，则邪气之出入亦如此，则于此道知过半矣。所以伤寒言邪即言正，而言正即可以识邪。

按：读熟此注，方知论中经气传行及一日、二日、三日、五六日等，皆是眼目。

然而不可与者，又不止此。太阳病三日，已三阳为尽，发汗，则肌表之寒自解。若吐，则中膈之邪当解；若下，则肠胃之邪当解；若温针，则经脉之邪当解。当解而仍不解者，此为医者误治坏病。坏病不关肌腠，故桂枝汤不中与也。观其脉证，知犯何逆，或随其发汗之逆，或随其吐、下、温针之逆，分各证而救治之可也。

此一节承上节言，病不关于肌腠者，桂枝汤用之而不当。

且更有必不可与者，不得不重为叮咛。桂枝汤本为解肌，与麻黄汤为肤表之剂迥别。盖邪之伤人，先伤肤表，次及肌腠。惟风性迅速，从肤表而直入肌腠，则肌腠实而肤表虚，所以脉浮缓、汗自出，不曰伤而曰中也。若其人脉浮紧，发热汗不出者，明明邪在肤表，不在肌腠，不可与也。甚矣哉！桂枝汤为不汗出之大禁。常须识此，勿令误也。

此一节承上节，分别桂枝本为解肌，大殊发表之剂，重为叮咛。

桂枝本为解肌，以汗自出为据，然亦有不可固执者。**若酒客病**，湿热蕴于内，其无病时，热气熏蒸，固多汗出，及其病也，脉缓汗出可知矣。然其病却不在肌腠之内，故**不可与桂枝汤**。若误与之，**得此汤**以助湿热，且甘能壅满。**则为呕**，盖以酒客喜苦而不喜甘故也。推之不必酒客，凡素患湿热之病者，皆可作酒客观也。

此一节承上节"桂枝本为解肌"句，言湿热之自汗不为肌腠之病，又当分别。

桂枝本为解肌，若喘则为邪拒于表，表气不通而作，宜麻黄而不宜桂枝矣。然亦有桂枝证悉具，惟喘之一证不同，当知是平日素有喘之人，名曰喘家，喘虽愈而得病又**作**。审系桂枝证，亦不可专用**桂枝汤**，宜加厚朴从脾而输其气。杏子从肺以利其气。佳。

此一节承上节"桂枝本为解肌"句，言喘不尽由于肌腠之病，不可专用桂枝汤。

得汤则呕，请申其义。凡不当服**桂枝汤**而服之，不但呕，而且吐者，以其人内有湿热，又以桂枝汤之辛热以助其热，两热相冲，反能涌越。热势所逼，致伤阳络，其后必吐脓血也。

此一节申明前二节得汤则呕之义。"序例"谓桂枝下咽，阳盛则毙者此也。

太阳病，固当汗之，若不取微似有汗，为发汗太过，**遂漏不止**。前云如水流漓，病必不除，故其人恶风犹然不去，汗涣于表，津竭于里，故小便难。四肢为诸阳之本，不得阳气以养之，故微急且至难以屈伸者，此因大汗以亡阳，因亡阳以脱液，必以桂枝加附子汤主之。方中取附子以固少阴之阳，固阳即所以止汗，止汗即所以救液，其理微矣！

此章凡九节，承上数章言太阳证之变动不居，桂枝汤之泛应不穷也。张令韶云：自此以下八节，论太阳之气可出可入，可内可外。外行于阳，内行于阴，出而皮肤，入而肌腠、经络，无非太阳之所操纵也。

桂枝加附子汤方
即桂枝汤原方加附子一枚，炮。

不但误汗而阳亡于外，设若误下亦致阳衰于内。太阳之气由胸而出入。若太阳病误下之后，阳衰不能出入于外内，以致外内之气不相交接，其脉数中一止，其名为促，气滞于胸而满者，桂枝去芍药汤主之。盖桂枝汤为太阳神方，调和其气，使出入于外内，又恐芍药之苦寒，以缓其出入之势。若脉不见促而见微，身复恶寒者，为阳虚已极，桂枝去芍药方中加附子汤主之。恐姜桂之力微，必助之附子而后可。

上节言误汗而阳亡于外，此节误下而阳衰于内。其方只一二味出入，主治判然。

按：阳亡于外，宜引其阳以内入，芍药在所必用；阳衰于内，宜振其阳以自立，芍药则大非所宜也。

桂枝去芍药加附子汤方

即桂枝汤去芍药加附子一枚，炮。

太阳头痛项强，发热恶寒之病，得之八日已过，至九日，正当少阳主气之期，藉其气以为枢转，故如疟状，亦见寒热往来。究竟发热恶寒，现出太阳本证，与真疟不同。所幸者，寒热并见之中，热较多而寒却少。太阳以阳为主，热多是主胜客负，露出吉兆。其人不呕，邪不转属少阳；清便欲自可，邪不转属阳明。其寒热一日二三度发，不似疟之有定候。太阳得少阳之枢转，邪气有不能自容之象。脉微者为邪衰，缓者为正复，皆为欲愈之证脉也。设脉但见其微，而不见其缓，是邪衰而正亦衰也。不见其发热，而但见其恶寒者，是客胜主负也。盖太阳底面即是少阴，今脉微，即露少阴脉沉细之机，恶寒即伏少阴厥逆及背寒之兆。此不独太阳虚，而少阴与太阳俱虚，不可更发汗、更下、更吐也。虽然证脉如此，宜其面色无热色矣；而面色反有热色者，以诸阳之会在于面。犹幸阳气未败，尚能鼓郁热之气而见于面；独恨阳气已虚，未能遂其所欲，自作小汗而解也。兹以其不能得小汗出，辨其面色有热色，而知郁热之气欲达于肌表；又察其肌表之气未知，而知周身必痒，邪欲出而不能出。宜桂枝麻黄各半汤以助之。

此一节，言病在太阳，值少阳主气之期而藉其枢转也。

桂枝麻黄各半汤方

桂枝一两十六铢，去皮　芍药　生姜切　甘草炙　麻黄去节。各一两　大枣四枚，擘　杏仁二十四个，汤浸，去皮尖及双仁者

上七味，以水五升，先煮麻黄一二沸，去上沫；纳诸药，煮取一升八合，去滓，温服六合。

太阳病，审其为桂枝证，用桂枝汤，照法煮取三升，分三服。若初服桂枝汤一升，反烦不解者，缘此汤只能治肌腠之病，不能治经脉之病，治其半而遗其半故也。宜先刺风池、风府，以泻经中之热，却与留而未服之桂枝汤二升，照法服之，则愈。

此一节，言太阳之病涉于肌腠而复干于经脉也。风池二穴在头上三行；颞颥后发际陷中，足少阳之经穴，针入三分，留三呼。风府一穴上发际一寸筋内宛宛中，督脉之经穴，针入四分，留三呼。二者皆太阳经所过之处，故刺之以泻太阳之邪。

邪之在表与在肌，其治不可以或混。而病之在表与在肌，其气未始不相通。如审系太阳肌腠之病，服桂枝汤，取微似汗者佳；若逼取大汗流漓而出，病反不除。其脉势必变浮缓而为洪大者，察其桂枝证未罢，当仍与桂枝汤，如前啜粥令微似汗之法。是法也可以发汗，汗生于谷也；即可以止汗，精胜而邪却也。凡系肌腠之病，宜无不愈矣。若犹未能即愈，寒热往来，

其形似疟，但疟有定时，而此则作止无常。日再发而与疟分别者，不独肌病，兼见表病，表病汗出必解，宜桂枝二麻黄一汤。此服桂枝后少加麻黄之一法。

此一节，言太阳之气在肌而复通于表也。

桂枝二麻黄一汤方

桂枝_{一两十七铢，去皮}　芍药_{一两六铢}，麻黄_{十六铢，去节}　生姜_{一两六铢，切}　杏仁_{十六个，去皮尖}　甘草_{一两二铢，炙}　大枣_{五枚，擘}

上七味，以水五升，先煮麻黄一二沸，去上沫；纳诸药，煮取二升，去滓，温服一升，日再服。

太阳之气由肌腠而通于阳明，服桂枝汤，当取微似有汗者佳。今遍取太过，则大汗出后，阳明之津液俱亡，胃络上通于心，故大烦；阳明之上，燥气主之，故大渴不解，阳气亢盛，诊其脉洪大无伦者，白虎加人参汤主之。

此一节，言太阳之气由肌腠而通于阳明也。

白虎为西方金神①，秋金得令，而炎气自除。加人参者，以大汗之后，必救其液以滋其燥也。

白虎加人参汤方

知母_{六两}　石膏_{一斤，碎，绵裹}　甘草_{二两，炙}　粳米_六

---

① 白虎为西方金神：《淮南子》："西方金也，其神为太白，其兽白虎"。此借喻白虎汤。

合　人参二两

上五味，以水一斗，煮米熟汤成，去滓，温服一升，日三服。

太阳之气，外行于阳，内行于阴。太阳与少阴为表里，其内行无论矣。而且有陷入于脾，不能外达者，将何以辨之？辨之于证与脉之相反。**太阳为病，其证皆发热恶寒，**太阳以阳为主，**若热多寒少，**为主胜客负，是将愈之吉兆。脉宜缓而不弱，**今脉微弱者，**脉与证相反，是证为太阳，其气内陷于至阴之中，全隐其太阳真面目，不得不为之区别曰：**此证为阳，而脉则无阳也。**阳主表，无阳则不可发其表汗，从脉不从证，断断然者，**宜桂枝二越婢一汤方，**从至阴中以发越之。

此一节，言太阳之气陷于脾，而脾气不能外达者，不发其表汗，宜越其脾气也。

桂枝二越婢一汤方

桂枝去皮　芍药　甘草各十八铢　生姜一两二铢　大枣四枚，擘　麻黄十八铢，去节　石膏二十四铢，碎，绵裹

上七味，㕮咀，以五升水，煮麻黄一二沸，去上沫；纳诸药，煮取二升，去滓，温服一升。本方当裁为越婢汤、桂枝汤，合饮一升，今合为一方桂枝二越婢一。

按：读方下所注，知仲景所用皆古方，真述而不

作之圣也。

　　不独陷于脾而不能外达，而且有陷于脾而不能转输者。太阳病，**服桂枝汤**，服后未愈。医者不审其所以未愈之故，或疑桂枝汤之不当，而又下之，**仍然表证不解**，而为头项强痛，**翕翕发热，无汗**，且又兼见里证，而为心下满微痛，小便不利者，然无汗则表邪无外出之路，小便不利则里邪无下出之路。总由邪陷于脾，失其转输之用，以致膀胱不得气化而外出，三焦不行决渎而下出。《内经》云：三焦、膀胱者，腠理毫毛其应，是言通体之太阳也。此时须知利水法中，大有转旋之妙用，而发汗亦在其中，以**桂枝去桂加茯苓白术汤主之**。所以去桂者，不犯无汗之禁也；所以加茯苓、白术者，助脾之转输。令小便一利，则诸病霍然矣。

　　此一节，言陷脾不转输之治法也。

桂枝去桂加茯苓白术汤方

　　芍药三两　甘草二两，炙　生姜　茯苓　白术各三两大枣十二枚

　　上六味，㕮咀，以水八升，煮取三升，去滓，温服一升。小便利则愈。

　　伤寒脉浮，自汗出，小便数，心烦，微恶寒，脚挛急，此与桂枝证相似，但脚挛急不似。考少阴之脉，斜走足心，上股内后廉。凡辨证，当于所同处得其所

独。今据此挛急之一证，便知太阳之标热合少阴之本热，为阴阳热化之病，热盛灼筋，故脚挛急。并可悟脉浮、自汗、小便数皆系热证，即有微恶寒一证，亦可知表之恶寒渐微，则里之郁热渐盛。其与桂枝证，貌虽相似而实悬殊。医者反与桂枝汤以攻其表，此误也。病人阳盛于内，得此辛热之药，《周易》谓亢龙有悔，阳亦外脱而亡，便见厥证，水涸而咽中干，水火离而烦躁，火逆而吐逆者，此时投以苦寒之剂不受，惟以干姜炮黑，变辛为苦，同气以招之，倍用甘草以缓之，二味合用，作甘草干姜汤与之，以从治之法复其阳。若厥愈足温者，更作芍药甘草汤与之，滋阴以退热，热退其脚即伸；若胃气不和谵语者，是前此辛热之毒留于阳明而不去，少与调胃承气汤荡涤其遗热，取硝、黄以待乎姜、桂也。他若太阳之本寒合少阴之标寒为病，阴阳俱虚，重发其汗，则汗不止而亡阳，复加烧针者，更逼其汗而亡阳，必用四逆汤主之。均系亡阳，而彼此悬隔。

　　此一节，言太阳标热合少阴本热之为病，误治而变证不一也。

甘草干姜汤方

　　甘草四两，炙　干姜二两，炮
　　上咬咀，以水三升，煮取一升五合，去滓，分温再服。

芍药甘草汤方

白芍药四两　甘草四两，炙

上二味，㕮咀，以水三升，煮取一升半，去滓，分温再服。

调胃承气汤方

大黄四两，去皮，清酒浸　甘草二两，炙　芒硝半升

上三味，㕮咀，以水三升，煮取一升，去滓，纳芒硝，更上火微煮令沸，少少温服之。

四逆汤方

甘草二两，炙　干姜一两半　附子一枚，生用去皮，破八片

上三味，㕮咀，以水三升，煮取一升二合，去滓，分温再服，强人可大附子一枚，干姜三两。

问曰：证象阳旦，按桂枝汤加附子增桂，名阳旦汤之法治之而增剧，厥逆，咽中干，两胫拘急而谵语。师曰日字衍文：言夜半阴阳交接，手足当温，两脚当伸。后如师言。何以知此？答曰：两手六部皆名寸口，其脉下指即见为浮，而脉形宽阔为大。浮则为风，风为阳邪也；大则为虚，阴虚于内，不能为阳之守也。风则以阳加阳，故生微热；虚则阴液不足，故两胫挛。病证象桂枝，因取桂枝汤原方加附子一枚参其间，增桂枝三两，名阳旦汤。与服以令汗出，以附子温经，亡阳故也。

盖附子为温经之药，阴寒用事，得之则温经以回阳，如桂枝加附子汤之治遂漏是也。阳热内盛，得之则温经以亡阳，如此汤之令汗出是也。审其厥逆，咽中干，烦躁，阳明内结，谵语烦乱，知其因服辛热之药所致，遂更易其治法，饮甘草干姜汤引外越之阳以返内。夜半天之阳生，而人之阳气亦还，两足当热，阴阳顺接而厥回。但阴津尚未全复，故胫尚微拘急，重与芍药甘草汤，苦甘生其阴液，尔乃胫伸。其谵语未止者，误服阳旦汤之热，视桂枝汤为倍烈，以致阳明内结烦乱，是胃中有燥屎。徒用调胃承气汤少与之，恐不足以济事，必以大承气汤令大便微溏，燥屎亦下，则止其谵语，故知病可愈。

此一节设为问答，承上节而明误药之变证，更进一层立论。

肌腠实则肤表虚而自汗，入于经输，既有桂枝加葛根之法，而肤表实而无汗入于经输者，治法何如？太阳病，项背强几几，前已详其说矣，其无汗为邪拒于表，表气实也。其恶风者，现出太阳之本象也，葛根汤主之。

此一节，言邪从肤表而涉于经输，与邪在肌腠而涉于经输者之不同，另立葛根汤取微似汗法。

张令韶云：自此以下四节，俱论太阳之气循经而入，不在肌腠之中也。

葛根汤方

葛根四两　麻黄三两，去节　桂枝二两，去皮　芍药二两，切　甘草二两，炙　生姜三两，切　大枣十二枚，擘

上七味，㕮咀，以水一斗，先煮麻黄、葛根，减二升，去沫；纳诸药，煮取三升，去渣。温服一升，覆取微似汗，不须啜粥。余如桂枝汤法将息及禁忌。

太阳之恶寒发热、头项强痛等证，与阳明之热渴、目疼、鼻干等证，同时均发，无有先后，名曰合病。合病者，两经之热邪并盛，不待内陷，而胃中之津液为其所逼而不守，必自下利。然虽下利而邪犹在表，未可责之于里。既非误下邪陷之里虚，断不可以协热下利之法治之，仍当以两经之表证为急，故以葛根汤主之。

此一节，言太阳合于阳明而为下利证也。

太阳与阳明合病，其机关全在乎下利，而兹不下利，而但作呕者，当求其说。盖太阳主开，阳明主合，今阳明为太阳所逼，本合而反开。开于下则下利，开于上则为呕，即以葛根加半夏汤主之。盖以半夏除结气，以遂其开之之势而利导之也。

此一节承上节而言太阳合于阳明，不下利而但呕也。

二节言太阳与阳明合病，重在太阳之开一边，与

下章合病用麻黄法不同。小注宜细玩而熟记之。

葛根加半夏汤方
即葛根汤原方加半夏半升洗。

太阳病，头项强痛，自汗，恶风，为桂枝证，病在肌也。医反下之，致太阳之邪由肌而内陷，利遂不止。然邪虽内陷而气仍欲外出，其脉急数中时见一止而无定数，其名为促。脉促者，表邪未能径出而解也。邪欲出而未能径出则喘，喘则皮毛开发而汗出者，此桂枝证误治之变。既变则宜从变以救之，不可再用桂枝汤，而以葛根黄芩黄连汤主之。

此一节，言太阳证虽已陷邪，亦可以乘机而施升发，使内者外之、陷者举之之妙也。

张令韶云：下后发喘汗出，乃天气不降、地气不升之危证，宜用人参四逆辈。仲师用此方，专在"表未解"句。虽然，仲师之书岂可以形迹求之耶？总以见太阳之气出入于外内，由外而入者亦可由内而出，此立证立方之意也。

葛根黄芩黄连汤方

葛根半斤 甘草二两，炙 黄芩三两 黄连三两

上四味，以水八升，先煮葛根减二升，纳诸药，煮取二升，去滓，分温再服。

太阳在肌之病，言之详矣。兹请专言其在表：太

阳病，头痛发热，固不待言，而身疼，病在太阳之气也。经云：太阳主周身之气是也。其腰痛者，病在太阳之经也。经云：太阳之经，挟脊抵腰是也。经气俱病，即骨节亦牵连而疼痛。病从风得故恶风，邪伤肤表则肤表实而无汗，邪不得汗而出，则内壅于肺而喘者，不可用解肌之桂枝汤，必以发表之麻黄汤主之。

此一节，言太阳病在肤表之治法也。

张令韶云：自此以下三节，俱论太阳之气在表为麻黄汤证也。

柯韵伯曰：麻黄八证，头痛、发热、恶风，同桂枝证；无汗、身疼，同大青龙证。本证重在发热身疼，无汗而喘。又曰：本条不冠伤寒，又不言恶寒，而言恶风，先辈言麻黄汤主治伤寒，不治中风，似非确论。盖麻黄汤、大青龙汤，治中风之重剂；桂枝汤、葛根汤，治中风之轻剂，伤寒可通用之，非主治伤寒之剂也。

麻黄汤方

麻黄三两　桂枝三两，去皮　甘草一两，炙　杏仁七十个，去皮尖

上四味，以水九升，先煮麻黄，减二升，去上沫，纳诸药，煮取二升半，去滓，温服八合。覆取微似汗，不须啜粥。余如桂枝法将息。

　　前以葛根治太阳与阳明合病，重在太阳之开一边也。然二阳合病，其阳明主合之势过于太阳，则为内而不外之证，不可不知。何则？太阳之气从胸而出，而阳明亦主膺胸，若与阳明合病，二阳之气不能外达于皮毛。不能外达，势必内壅作喘而又见有胸满之的证者，切不可下，以致内陷者终不能外出，宜麻黄汤之发汗以主之。

　　此一节，言太阳与阳明合病之用麻黄法也，重在阳明主合一边，与上章用葛根法分别。

　　太阳病，头项强痛等证，五日少阴至十日已去，为十一日，正值少阴主气之期。其脉浮为太阳，细为少阴，而嗜卧者，太阳、少阴之气两相和合，故知其外已解也。设令胸满胁痛者，太阳之气欲从胸胁而出，不得少阴之枢转也。盖少阴为阴枢，少阳为阳枢，惟小柴胡汤能转其枢。兹与以小柴胡汤，药证若对即立效。若脉但浮而不细者，是太阳之气自不能外出，非关枢也，与麻黄汤以达表。

　　此言太、少阴阳之气表里相通，而太阳又得少阴之枢以为出入也。

　　张令韶云：此以上三节皆用麻黄汤，而所主各有不同也。首节言太阳之气在表，宜麻黄汤以散在表之邪；次节言太阳之气合阳明而在胸，宜麻黄汤以通在胸之气；此节言太阳之气自不能外出，不涉少阴之枢，亦宜麻黄汤导之外出也。

　　张隐庵《宗印》①云：此节言阳病遇阴、阴病遇阳，阴阳和而自愈，非表病变阴、阳病而得阴脉之谓。读论者，当知阴阳之道变通无穷，幸勿胶柱，庶为得之。

　　麻黄证、桂枝证外，又有大、小青龙之证，不可不知。请先言大青龙之证：**太阳中风，脉浮**，浮为邪在于肌而表虚，表虚本有欲汗之势。此则浮中兼**紧**，紧为邪在于表而表实，表实而仍不得汗，是肌与表兼病也。**发热**为太阳标病，恶寒为太阳本病，是标与本俱病也。太阳之气，主周身之毫毛。太阳之经，连风府，上头项，挟脊，抵腰，至足。今一身皆**疼痛**，是经与气并病也。而且不得汗出，则邪热无从外出，而内扰不安为**烦躁者**，是烦躁由不汗出所致，与少阴烦躁不同，以**大青龙汤**之发表清里主之。**若脉微弱**，微为水象，微而兼弱，病在坎中之阳，少阴证也。少阴证原但厥无汗，今汗出而恶风者，虽有烦躁证，乃少阴亡阳之象，全非汗不出而郁热内扰者比，断断其不可服。**若误服之则**阳亡于外而厥逆，阳亡于内而筋惕肉瞤，**此为逆也。**按：此句下，以真武汤救之，方、喻各本皆然。意者仲师当日，不能必用法者尽如其法，故更立真武一方救之，特为大青龙对峙。一则救不汗出之烦躁，兴云致雨，为阳亢者设；一则救汗不收之

---

　　①　指《伤寒论宗印》。

烦躁，燠土制水，为阴盛者设。烦躁一证，阴阳互关，不可不辨及毫厘。

此一节，言大青龙汤为中风不汗出而烦躁者之主方也。

张令韶云：合下四节论大、小青龙功用之不同。

大青龙汤方

麻黄六两，去节　桂枝二两，去皮　甘草二两，炙　杏仁五十个，去皮尖　生姜三两，切　大枣十二枚，擘　石膏如鸡子大，碎

上七味，以水九升，先煮麻黄，减二升，去上沫，纳诸药，煮取三升，去滓，温服一升，取微似汗。汗出多者，温粉扑之。一服汗者，停后服。汗多亡阳遂虚，恶风、烦躁、不得眠也。

大青龙汤为少阴证之大禁。苟无少阴证者，不特中风之重者用之，即伤寒之轻者亦可用。**伤寒脉不浮紧而浮缓，身不觉其疼，而但觉其重，而且重不常重，亦乍有轻之时，似可以无用大青龙之大剂矣。然不汗出而烦躁，为大青龙之的证，苟非太发其汗，则内热无可宣泄，其烦躁亦何自而安乎？医者必审其不汗出非少阴之但厥无汗，烦躁非少阴水火之气相离。审证既确，亦可以自信而直断之曰此无少阴证者，以大青龙汤发之。**

此一节，言伤寒之轻证亦有用大青龙法。点出

"无少阴证者"五字，以补出上节之大主脑也。"者"字承上节"不汗出而烦躁"言。上节云"主之"，以外内之热交盛，此方主其中而分解之。此节云"发之"者，外邪虽闭，而内之烦躁未甚，但发其外，而内自解也。

柯韵伯曰：中风轻者微烦，重者烦躁。伤寒轻者烦躁，重者必呕逆矣。又曰：脉浮紧者身必疼，脉浮缓者身不疼。中风、伤寒皆然。又可谓之定脉定证矣。

又有伤寒表之寒邪不解，而动里之水气，遂觉心下有水气。盖太阳主寒水之气，运行于皮肤，出入于心胸，今不能运行出入，以致寒水之气泛溢而无所底止。水停于胃则干呕，水气与寒邪留恋而不解，故发热。肺主皮毛，水气合之则发热而咳。是发热而咳，为心下有水气之阴证。然水性之变动不居，不得不于未然之时，先作或然之想。或水蓄正津不行，则为渴；或水渍入肠间，则为利；或逆之于上，则为噎；或留而不行，则为小便不利、少腹满；或如麻黄证之喘，而兼证处显出水证，则为水气之喘者。以上诸证，不必悉具，但见一二证是也。以小青龙汤主之。

此一节言伤寒太阳之表，而动其里之水气也。本方散心下之水气，藉麻黄之大力，领诸药之气布于上，运于下，达于四旁。内行于州都，外行于元府，诚有左宜右有之妙。

小青龙汤方

麻黄_{三两，去节}　芍药_{三两}　五味子_{半升}　干姜_{三两}
甘草_{三两，炙}　细辛_{三两}　桂枝_{三两}　半夏_{半升，汤洗}

上八味，以水一斗，先煮麻黄减二升，去上沫；纳诸药，煮取三升，去滓，温服一升。

且夫寒水之气，太阳所专司，运行于肤表，出入于胸膈，有气而无形。苟人伤于寒，则不能运行出入，停于心下，病无形之寒水，化而为有形之水气，水寒伤肺，而气上逆，则为咳而微喘，病在太阳之标，则现出标阳而发热。然水寒已甚，标阳不能胜之，虽发热而仍不渴，审证既确，而以小青龙汤与服。服汤已而渴者，此寒去欲解，而水犹未解也，仍以小青龙汤主之。再散其水气而愈。

此一节承上节以重申水气之义。

卷 二

辨太阳病脉证篇

在表在外，病各不同，麻黄桂枝汤亦各判，请汇集而参观之。太阳之病，皮肤为表，肌腠为外。外证未解，肌中之气为邪所伤，其脉因见浮弱者，当以甘温之药，资助肌腠之气血从汗而解，宜桂枝汤。

此一节，言桂枝汤为解外之剂也。

张令韶曰：自此以下十五节，言病有在表、在外之不同，汤有麻黄、桂枝之各异也。

柯韵伯曰：桂枝温能散寒，甘能益气生血，辛能发散外邪。故麻黄、青龙，凡发汗剂咸用之，惟桂枝汤不可用麻黄，而麻黄汤不可无桂枝也。何也？桂枝为汗药中冲和之品，若邪在皮毛，则皮毛实而无汗，故主麻黄以直达之，令无汗者有汗而解。若邪在肌肉，则肌肉实而皮毛反虚而自汗，故不主麻黄之径走于表，止佐以姜、枣、甘、芍调和气血，从肌肉而出皮毛，令有汗者复汗而解。二方之不同如此。今人不知二方之旨，以桂枝汤治中风，以麻黄汤治伤寒，失之远矣。

在表之邪未解，尚见太阳头项强痛等病，医者误下之，犹幸里气未夺，反上逆与表邪交错于胸中，而为微喘者，表未解故也。盖肌也表也，气原相通，邪从表而入肌，亦从肌而出表，故仍用**桂枝加厚朴杏仁汤**主之。盖杏仁降气，厚朴宽胸，方中加此二味，令表邪交错者，从肌腠出于皮毛而解矣。按时人往往于肌表二字认不清，所以终身愦愦。

此一节，言表邪未解者不可下，若误下之，仍宜用桂枝加味，令其从肌以出表。

桂枝加厚朴杏仁汤

即桂枝汤加杏仁五十枚，去皮尖　厚朴二两，炙，去皮

上七味，以水七升，微火煮，取三升，去滓，温服一升，覆取微似汗。

在外之邪未解，尚见太阳头项强痛等病，须知其为外证未解，不可下也，下之为治之逆。欲解外者，宜桂枝汤主之。

此一节，言误下后还用桂枝汤救外证之逆。次男元犀按：桂枝汤本为解肌，误下后邪未陷者，仍用此方。若已陷者，当审何逆，从其变而治之。然则外证未解，救误如此，而内证未除者，救[①]之当何如？师故举一隅以示人焉。

---

① 救：南雅堂本作"误"。

未汗而遽下之，既以桂枝汤为救误之法，先汗而复下之，亦藉桂枝汤为补救之资。太阳病，先以麻黄汤发汗，既汗而犹不解，正宜以桂枝汤继之。而竟不用桂枝汤而复下之，此粗工泥守先汗后下之法，不知脉理故也。脉浮者不愈。浮为在外，而反下之，故令不愈。今脉浮，故知在外，当须解外则愈，宜桂枝汤主之。

此一节，言先汗后下，察其脉浮病不解者，仍宜用桂枝汤以解外也。言外见麻黄汤后继以桂枝汤为正法也。

请再以表病用麻黄汤之法而言：太阳病，脉浮紧，是麻黄证的脉；无汗，发热，身疼痛，是麻黄证的证。医者不知用麻黄汤，至八日当阳明主气之期，九日当少阳主气之期不解，表证仍在，此虽为日已久，还当发其汗，麻黄汤主之。若服前药已，只见表邪得汗出而微除，而三阳之阳热内盛，阳盛则阴虚，故其人阳盛而发烦，阴虚而目暝，剧者必逼血上行而为衄，衄出而经络之热随衄乃解。所以然者，以太阳主巨阳之气，阳明主悍热之气，少阳主相火之气，三阳合并而为热，阳气重故也，麻黄汤主之。

此一节，言病在太阳得阳明、少阳之气化，合并为热之治法也。但言发热不言恶寒者，主太阳之标阳而言也。

三阳气盛，汗之而不解者，即可使其从衄而解矣。

而太阳本经之热，亦有自衄而解之证。太阳病，脉浮紧，发热，身无汗，不因发汗而其热自能从衄而解者，其病比上条三阳合并稍轻而易愈。盖血之与汗，异名同类。不得汗，必得血；不从汗解，而从衄解。此与热结膀胱血自下者，同一局也。

此一节，言不因三阳之气盛，不用麻黄之发汗，而太阳标阳之热，若得衄则无不解矣。

男蔚按：发热无汗，则热郁于内，热极络伤。阴络伤，血并冲任而出，则为吐血；阳络伤，血并督脉而出，则为衄血。此督脉与太阳同起目内眦，循脊络肾，太阳之标热借督脉作衄为出路而解也。

二阳并病，缘太阳初得病时，当发其汗，汗先出不通彻，因转属阳明，故谓之并病。夫既属阳明，则水谷之汗相续不绝，肌表中时自见其微汗出，若果不恶寒，则太阳之证已罢，可以议下矣。若太阳恶寒之病证不罢者，不可下，下之为治之逆。必须发汗，为治之顺。如此当知有小发汗、更发汗二法。可小发汗为偏于阳明在经之证。设面色缘缘正赤者，即面色有热色之象，为阳明之气怫郁在表，当以小发汗之剂解之；解之而不尽者，仍以药气熏之，中病则已。若太阳经气俱病之重证发汗不彻，不足言，仅为阳气怫郁不得越。缘前此当发太阳之汗而不汗，热邪无从外出，其人内扰不安而躁烦，此烦躁由于不汗所致，与大青龙证之烦躁同例。邪无定位，不知痛处，腹中、四肢皆阳明之所主，太阳之病邪并之，或乍在腹中，或乍在四肢，按之不可得其定位，呼出为阳，吸入为阴，阴阳之气不相交，故其人短气，然其人所以短气者，但坐，以汗出不彻以致阴阳之气不交，出入不利故也，更发其汗则愈。何以知汗出不彻？以脉滞涩不流利，故知其汗液不通也。

此一节，言太阳之病并于阳明也。

庞安常拟补麻黄汤，喻嘉言拟桂枝加葛根汤。二方俱隔靴搔痒。

病出汗不彻，且有小发、更发之法，况其为应汗不汗乎？然亦有法虽当汗，而独取尺脉为凭，为法外之法。脉浮数者，必发热，法当汗出而愈，若误下之，虽幸其邪尚未陷，而无如气被伤而身重，血被伤而心悸者，盖卫气营血外循行于经络之间，而肺卫心营内取资乎水谷之气，今下后为阳明水谷之气不充，不可发汗，当听其自汗出乃解。所以然者，尺中脉微，尺为阴而主里，此里阴之虚，慎勿乱药，唯糜粥自养，渐复胃阴。又依《内经》之说，月廓满则气血实、肌肉内坚，预告病人勿幸速效。须俟谷气充，天时旺，则表里之气实，而津液自和，便自汗出而愈。此法外之法也。

此一节，言汗乃血液，血液少者不可汗也。

由此法而推之，脉浮数之外更有脉浮紧之证。脉浮紧者，法当身疼痛，宜以麻黄汤发汗解之。假令尺中迟者，不可发汗，何以知其然？以营者水谷之精气也，和调于五脏，洒陈于六腑，乃能入之于脉。今尺中迟，乃知中焦之荣气不足，血液虚少，不能入于脉故也。前云脉浮数，因误治而虚其阴，尚可勿药而俟其自愈。今则浮紧之脉，不易出汗，阴气本虚，不因误治所致，又不能俟其自复而作汗。若云先补后散、补散兼用，更为妄语。吾观虚人于未病时，服人参、地黄等药无数，尚且未见大效，岂邪盛无汗之际，得之即能补虚而不助邪乎？是必无之理也。当于本原处而求其治则得矣。

此一节承上节而续言脉浮紧之证，以见血液少者不可发汗。言外见虽发之而亦不能作汗也。

二者，于尺中之脉，既知其不可，便知其可矣。凡脉浮而紧，其尺中不迟者，病在表，而营不虚也，可以发汗，宜麻黄汤径发之，不必他虑也。脉浮而数，其尺中不微者，为里不虚也，可以发汗，宜麻黄汤径发之，又不必他虑也。

此一节，承上文两节之意而申言之。

上言营、言里而诊于尺中者，以营为阴也。营阴而卫阳和合而循行于肌表。今请再言卫气：病人常自汗出者，此为荣气本和，然荣气和者，而竟有常自汗之证奈何？盖因卫外之卫气不谐，以卫气之虚，不能共荣气和谐故尔。盖卫为阳，营为阴，阴阳贵乎和合。今营自和而卫不能与之和谐，以致荣自行于脉中、卫自行于脉外，两不相合，如夫妇之不调治者。当乘其汗正出时，与桂枝汤啜粥，是阳不足者温之以气，食入于阴，气长于阳。既汗复发其汗，则阳气振作，荣卫因之以和，则汗不复出而愈，宜桂枝汤。

此一节，因上文营气不足而复及于卫气也。

病人脏腑无他病，惟有定时发热，因有定时自汗出，每热则汗出，与无热而常自汗出者不同。而推其所以不愈者，即《内经》所谓阴虚者阳必凑之，故少气，时热而汗出，此卫气因阳热之凑而不和也。治者先于其未发热之时发其汗，欲从汗以泄其阳热，并以啜粥，遵《内经》精胜而邪却之旨则愈，宜桂枝汤主之。

上节言卫气不和，乃卫气不与营气相和；此节言卫气不和，乃卫气之自不和也。

张令韶云：此二节言桂枝汤能和营卫而发汗，亦能和营卫而止汗也。柯韵伯云：一属阳虚，一属阴虚，皆令自汗，但以无热、有热别之，以常汗出、时汗出辨之，总以桂枝汤啜热粥汗之。

前言邪从衄解，一在八九日三阳热盛，服麻黄汤之后而解也；一在太阳本经热盛，亦有不服麻黄汤可以自衄而解也。然二者皆于衄后而解，亦有衄后而不解者，不可不知。伤寒，脉浮紧，不发汗，因致衄者，其衄点滴不成流，虽衄而表邪未解，仍以麻黄汤主之。俾元府通，衄乃止。不得以衄家不可发汗为辞，谓汗后有额上陷，脉紧，目直视不能眴，不得眠之变也。然彼为虚脱，此为盛盈，彼此判然。且衄家是素衄之家，为内因致衄；此是有因而致，为外因。

此一节，又补言衄后邪不解之症也。然邪解而脉微，邪不解而脉浮，以此为辨。

以上两言得衄而解，又言得衄而仍不解，大旨以汗之与血异名同类，不从汗解，必从衄解。既衄而不成衄者，又当从汗而解之，言之详矣，然衄证又当以头痛为提纲，以头为诸阳之会。督脉与太阳同起于目内眦，邪热盛则越于督脉而为衄也。然头痛病在上也，而察其病机则在于下：一曰大便，一曰小便。若伤寒不大便六日，六经之气已周，七日又值太阳主气之期，头痛有热者，热盛于里，而上乘于头，与承气汤，上承热气于下，以泄其里热。其头痛有热而小便清者，知热不在里，仍在表也，当须发汗，以麻黄汤泄其表热。此一表一里之证，俱见头痛。若头痛不已者，势必逼血上行而为衄，此可于未衄之前，以头痛而预定之也。然犹有言之未尽者，病在表者固宜麻黄汤，至于病在肌腠，其邪热从肌腠而入经络，头痛亦必作衄，宜以桂枝汤于未衄之前而解之。

此一节以"头痛者必衄"五字为主，而言在里、在表、在经之不同，欲学者一隅而三反也。

总而言之，桂枝与麻黄功用甚广，而桂枝汤更有泛应曲当之妙。伤寒服麻黄汤以发汗，服后汗出身凉为表邪已解，至半日许复发热而烦，是表邪解而肌邪未解也。又诊其脉不见桂枝之浮弱，仍见麻黄证之浮数者，知非麻黄证未罢，乃肌腠之邪不解，动君火之气而为烦所致。麻黄汤不可治烦，可更易麻黄汤之峻，而用啜粥调和之法以发其汗，宜桂枝汤主之，解肌以止烦。

此一节总结十五节。病有在表、在外之不同，汤有麻黄、桂桂之各异，而申言桂枝之用更宏也。

柯韵伯云：桂枝汤本治烦，服后外热不解而内热更甚，故曰反烦；麻黄证本不烦，服汤汗出，外热初解，而内热又发，故曰复烦。凡曰麻黄汤主之、桂枝汤主之者，定法也。服桂枝汤不解，仍与桂枝汤；汗解后复发烦，更用桂枝汤者，活法也。服麻黄汤复烦，可更用桂枝；服桂枝汤复烦者，不得更用麻黄。且麻黄脉证，但可用桂枝汤更汗，不可先用桂枝汤发汗，此又活法中定法矣。

汗、吐、下三者，攻邪之法也。凡病，若发汗，若吐，若下，用之得当，则邪去而病已。若汗、吐、下用之太过，为亡津液，而且有亡阳之患。虽其汗、吐、下之证仍在，不可复行汗、吐、下之法，姑慢服药，俟其阴阳之气自和者，邪气亦退，必自愈。

此一节，言汗、吐、下三法不可误用。张令韶云：以下十三节皆所以发明首节之义，以见汗、吐、下之不可误施有如此也。

大下之后，复发汗，以致小便不利者，亡津液故也，勿用利小便之药治之。姑俟其津回，得小便利，则阴阳和，而表里之症必皆自愈。

此一节，言汗下逆施，重亡津液也。

下之后，复发汗，则气虚于外，不能熏肤充身，故必振寒，血虚于内，不能营行经脉，故脉微细。所以然者，以误施汗下，内外气血俱虚故也。

此一节，言汗下后不特亡津液，并亡其内外之阴阳气血也。

男元犀按：此言倒施下、汗之误。病在外当汗解，而反下之，伤阴液于内，故脉微细；复发汗，又虚阳气于外，故身振寒。此为内外俱虚，阴阳将竭，视上节病较重。

下之后，复发汗，亡其阳气。昼日为阳，阳虚欲援同气之救助而不可得，故烦躁不得眠；夜为阴，阴盛则相安于阴分而安静。其于不呕，不渴，知其非传里之热邪；其于无表证，知非表不解之烦躁也。脉沉微，气虚于里也；身无大热者，阳虚于表也。此际不急复其阳，则阳气先绝而不可救，以干姜附子汤主之。

此一节，言汗、下之后亡其阳气也。

干姜附子汤方

干姜一两　附子二枚，生用，去皮，破八片

上二味，以水三升，煮取一升，去滓，顿服。

发汗后，邪已净矣，而身犹疼痛，为血虚无以营身。且其脉沉迟者，沉则不浮，不浮则非表邪矣；迟则不数紧，不数紧则非表邪之疼痛矣。以桂枝加芍药生姜各一两人参三两新加汤主之，俾血运则痛愈。

此一节，言汗后亡其阴血也。

桂枝加芍药生姜人参新加汤

桂枝三两，去皮　芍药四两　甘草二两，炙　人参三两生姜四两，切　大枣十二枚，擘

上六味，以水一斗二升，微火煮取三升，去滓，分温服。余依桂枝汤法。

且汗、吐、下不如法而误施之，既已增病，亦恐伤及五脏之气。先以热邪乘肺言之：盖太阳之气与肺金相合而主皮毛。若麻黄证标阳盛者，竟用桂枝汤啜粥以促其汗，发汗后，切不可更行桂枝汤，何也？桂枝之热虽能令其汗出，而不能除麻黄本证之喘，究竟汗为热汗，而麻黄本证之汗未尝出也。无大热者，热盛于内，上乘于肺，而外热反轻也，可与麻黄杏仁甘草石膏汤主之。取石膏止桂枝热逼之汗，仍用麻黄出本证未出之汗也。

此一节，言发汗不解，邪乘于肺而为肺热证也。张令韶云：自此以下五节，因误施汗、吐、下致伤五脏之气也。柯韵伯云：温病、风温，仲景无方，疑即此方也。按柯氏此说，虽非正解，亦姑存之，以备

参考。

麻黄杏仁甘草石膏汤

麻黄_{四两，去节} 杏仁_{五十个，去皮尖} 甘草_{二两} 石膏_{半斤，碎，绵裹}

上四味，以水七升，先煮麻黄，减二升，去上沫；纳诸药煮取二升，去滓，温服一升。

以伤其心气言之，发汗过多，虚其心液，其人叉手自复冒于心，外有所卫而安也。心下悸，欲得按者，内有所依而愈安也，桂枝甘草汤主之。

此一节，言发汗而伤其心气也。

桂枝甘草汤

桂枝_{四两，去皮} 甘草_{二两，炙}

上二味，以水三升，煮取一升，去滓，顿服。

以伤其肾气言之，发汗过多之后，肾阳虚则水邪挟水气而上冲，故其人脐下悸者，欲作奔豚。然犹欲作而尚未作也，当先其时以茯苓桂枝甘草大枣汤主之。

此一节，言发汗后而伤其肾气也。

茯苓桂枝甘草大枣汤

茯苓_{半斤} 甘草_{二两，炙} 大枣_{十五枚，擘} 桂枝_{四两，去皮}

上四味，以甘澜水一斗，先煮茯苓减二升，纳诸

药，煮取三升，去滓，温服一升，日三服。甘澜水法
取水二斗，置大盆内，以杓扬之，水上有珠子五六千
颗相逐，取用之。

以伤其脾气言之，发汗后，外邪已解，而**腹胀满
者**，盖以汗虽出于营卫，实禀中焦水谷之气以成。今
发汗伤其中气，致中虚不能运行升降，乃生胀满，以
厚朴生姜半夏甘草人参汤主之。

此一节，言发汗而伤其脾气也。

同学周镜园云：太阳发汗，所以外通阳气，内和
阴气。发汗不如法，致太阳之寒内合太阴之湿，故腹
胀满之病作矣。

厚朴生姜甘草半夏人参汤

厚朴半斤，去皮，炙 生姜半斤，切 半夏半升，洗 人
参一两 甘草二两，炙

上五味，以水一斗，煮取三升，去滓，温服一升，
日三服。

以伤其肝气言之，**伤寒，若吐、若下后，中气伤
矣**。心下为脾之部位，土虚而风木乘之，故逆满，气
上冲胸，即厥阴之为病。气上撞心是也；**起则头眩**，
即《内经》所谓诸风掉眩皆属于木是也。**脉沉紧**，肝
之脉也。发汗则动经，**身为振振摇者**，经脉空虚而风
木动摇之象也。《金匮》知肝之病，当先实脾，却是不
易之法，以茯苓桂枝白术甘草汤主之。

此一节，言吐、下而伤其肝气也。

茯苓桂枝白术甘草汤

茯苓四两　桂枝三两，去皮　白术二两　甘草二两

上四味，以水六升，煮取三升，去滓，分温三服。

且也虚人不宜发汗，汗之则为虚虚。发汗后，病应解而不解，不应恶寒而反恶寒者，以其人本虚故也。虚则宜补，补正即所以祛邪，以芍药甘草附子汤主之。

此一节，言误发虚人之汗，另立一补救法也。

芍药甘草附子汤

芍药三两　甘草三两，炙　附子二枚，炮，去皮，破八片

上三味，以水五升，煮取一升五合，去滓，分温服。

虚人发汗且为虚虚，汗而又下，便入阴而危证矣。太阳病发汗，病不解，若下之，而病仍不解，忽增出烦躁之证者，以太阳底面即是少阴。汗伤心液，下伤肾液，少阴之阴阳水火离隔所致也。以茯苓四逆汤主之。

此一节，言虚人误施汗下，恐少阴水火之气因之离隔而难治。烦者阳不得遇阴，躁者阴不得遇阳也。

茯苓四逆汤

茯苓六两　人参一两　附子一枚，生用，去皮，破八片

甘草二两，炙　干姜一两半

上五味，以水五升，煮取三升，去滓，温服七合，日三服。

要之病变虽多，不外虚实两证。凡发汗后恶寒者，虚故也，发汗后不惟不恶寒，而且但见其热者，实也。盖因发汗，以致胃燥而为实热之证。当和胃气，与调胃承气汤。甚矣！温补凉泻之不可泥也。

此一节总结上文数节之意。言虚证固多，而实证亦复不少。而又提出"胃气"二字，补出调胃承气汤一方，其旨微矣。

太阳病从微盛而转属：阳微则转属少阴为虚证，以太阳与少阴相表里也；阳盛则转属阳明为实证，以太阳与阳明递相传也。

存津液为治伤寒之要。太阳病，发汗后，大汗出，阳明水谷之津竭矣。故胃中干，土燥于中，心不交肾则烦；肾不能交心则躁不得眠，即《内经》所谓胃不和则卧不安者是也。欲得饮水者，人身津液为水之类，内水耗竭，欲得外水以自救，只宜少少与饮之，令胃得水而不干，斯气润而和则愈；切不可误与五苓散。若脉浮，小便不利，乃脾气不能转输，而胃之津液不行也。微热，乃在表之邪未解也；消渴者，饮入而消，热甚于里故也。以脉浮在表而微热，以脾不转输，故小便不利而消渴。与五苓散，能布散水气，可以主之。

此一节，言发汗后胃之津液有干竭与不行之分别也。"太阳病"至"胃气和则愈"，言津液干竭。"若脉浮"至末言"津液不行"，当作两截看。

张令韶云：合下四节，皆论发汗后烦渴证也。

五苓散

猪苓十八铢，去皮　泽泻一两六钱半　茯苓十八铢　桂半两，去皮　白术十八铢

上五味为末，以白饮和服方寸匕，日三服。多饮暖水，汗出愈。

钱天来云：汉之一两，即今之二钱七分也。汪苓友云：古云铢者，六铢为一分，即二钱半，二十四铢为一两也。

胃干之烦渴，当以五苓散为禁剂矣。而审系脾不转输之为渴，虽无微热与小便不利症，而治以五苓散则一也。发汗之后，表邪亦已，邪已则脉当缓。今脉不缓而浮数，以汗为中焦水谷之气所化，汗伤中气，则变其冲和之象也。**烦渴者，汗伤中气，脾不转输而水津不能布散也，以五苓散主之**。盖以五苓散降而能升，山泽通气之谓也。通即转输而布散之，不专在下行而渗泄也。

上节言汗后邪未解而烦渴，此节言邪既解而烦渴也。

何以言之？盖汗有血液之汗，有水津之汗，如伤寒，汗出而渴者，水津之汗也。汗出而脾虚，津液不

能上输而致渴，以五苓散主之；若汗出而不渴者，血液之汗也，心主血脉，以茯苓甘草汤主之。方中茯苓、桂枝以保心气，甘草、生姜调和经脉。

此一节上二句申明上文两节之义，言水津之汗也；下二句补出血液之汗，另出方治。

茯苓甘草汤

茯苓_{二两}　桂枝_{二两，去皮}　生姜_{三两，切}　甘草_{一两，炙}

上四味，以水四升，煮取二升，去滓，分温三服。

且五苓散不特自内输布其水津也，而亦治表里证之水逆。如中风发热六日，是六经已尽，七日而又来复于太阳，而其发热不解而烦，谓之表证。而何以又谓之有表里证？以渴欲饮水为里证，合而言之，名为表里证也。盖风为阳邪，阳热甚则渴，不关于发汗亡津液所致也。《内经》云：饮入于胃，游溢精气，上输于脾，脾气散精，上归于肺。今脾不能散精归肺，以致水入则吐者，名曰水逆，谓水逆于中土而不散也。以五苓散主之，助脾气以转输。

此一节，言五苓散之治水逆。

近注以太阳为表为标，膀胱为里为本，此证名为犯本，又名为表里传，反多歧节，与本论之旨不合。

至于血液之汗主于心，上言主以茯苓甘草汤，尚未尽其量。医师未持病人之脉时，只见病人叉手自复冒其心，其心下悸而喜按明矣。而医师因行教试之法，令病人作咳，而病人竟不咳者，此必两耳聋而无闻也。所以然者，以重发汗，阳气不充于胸中，故手叉自冒；精气不充于两耳，故耳聋无闻。阳气、精气非一亦非二也。汗后交虚病故如此，岂茯苓甘草汤所可胜任哉？

此一节，言血液之汗发之太过，致伤心肾之气，非茯苓甘草汤所能治也。

后学周宗超按：正气虚之耳聋，与少阳邪盛之耳聋，分别在"手自冒心"。

其与五苓证相似而不同者奈何？发汗后，肺气已虚。若饮水多，则饮冷伤肺必作喘；以水灌之，则形寒伤肺亦作喘。此岂五苓所能治哉？

此一节，言汗后伤肺，五苓散不可以混施。

更有与五苓证之水逆相似者，尤不可混。发大汗之后，水药不得入口，以汗本于阳明水谷之气而成。今以大汗伤之，则胃气大虚，不能司纳如此，此为治之之逆。若不知而更发其汗，则胃虚阳败，中气不守，上下俱脱，必令吐下不止。此与五苓证之水逆何涉哉？

此一节，言发汗的胃虚水药不入之证，与五苓散大不相涉。

自"未持脉"至此，共三节，以反掉笔为结尾，故不必出方。然读仲景书，须于无字中求字，无方处索方，方可谓之能读。

少阴君火居上，少阴肾水居下，而中土为之交通。

若发汗、吐、下后，上中下三焦俱为之伤。是以上焦之君火不能下交于肾；下焦之肾水不能上交于心。火独居上，阳不遇阴，故心虚而烦，胃络不和，故不得眠，若剧者，不得眠之盛。必反复颠倒，烦之极，自见其心中不爽快而懊憹，以栀子豉汤主之。以栀子入心而下交于肾，豆豉入肾而上交于心，水火交而诸证自愈。若少气者，为中气虚而不能交运于上下，以栀子甘草豉汤主之。即《内经》所谓交阴阳者，必和其中也。若呕者，为热气搏结不散而上逆，以栀子生姜豉汤主之。取生姜之散以止呕也。

此一节，言汗、吐、下伤其三焦之气，以致少阴之水火不交也。张令韶云：自此以下六节，论栀子豉汤之证，有热，有寒，有虚，有实之不同。

栀子豉汤

栀子十四枚，擘　香豉四合，绵裹

上二味，以水四升，先煮栀子，得二升半；纳豉，煮取一升半；去滓，分为二服，温进一服。得吐者，止后服。

二张以吐下后虚烦，无复吐之理。此因瓜蒂散用香豉而误传之也。

栀子生姜豉汤　即前方加生姜五两，煎法同。

栀子甘草豉汤　即栀子豉汤加甘草二两，煎法同。

发汗，若下之，其热宜从汗下而解矣。而竟不解为烦热，且烦不解，留于胸中而窒塞不通者，以栀子豉汤主之。盖以胸中为太阳之里，阳明之表，其窒塞因烦热所致，必令烦热止而窒塞自通矣。

此一节，言栀子豉汤不特交通上下，而且能调和中气也。

按：此证最多，须当切记。

伤寒五日至六日，六经已周，大下之后，身热不去，心中结痛者，知太阳之里、阳明之表搏结，俱未欲解也，以栀子豉汤主之。

此一节，言栀子豉汤不特升降上下，而亦能和解表里也。

伤寒下后，多属虚寒，然亦有邪热留于心腹胃而为实热证者。热乘于心，则心恶热而烦；热陷于腹，则腹不通而满，热留于胃，则胃不和而卧起不安者，以栀子厚朴汤主之。取枳实之平胃，厚朴之运脾，合栀子之止烦以统治之也。

此一节，言栀子豉汤能清伤寒下后之余热也。

按：此证最多，又当切记。

栀子厚朴汤

栀子十四枚，擘　　厚朴四两，炙　　枳实四枚，水浸去瓤，炒

上三味，以水三升半，煮取一升半，去滓，分二服，温进一服。得吐者，止后服。

伤寒中有栀子证，医者不知用栀子汤，反以丸药大下之，则丸缓留于中而陷于脾矣。身热不去，此太阴脾土本脏之热发于形身也。微烦者，以脾为至阴，内居中土，上焦之阳不得内归于中土也。此热在上而寒在中，以栀子干姜汤主之。

此一节，言下后脾气虚寒，栀子又宜配以干姜以温脾也。

男蔚按：栀子性寒，干姜性热，二者相反，何以同用之？而不知心病而烦，非栀子不能清之；脾病生寒，非干姜不能温之。有是病则用是药，有何不可？且豆豉合栀子，坎离交姤①之义也；干姜合栀子，火土相生之义也。

栀子干姜汤

栀子十四枚，擘　干姜二两

上二味，以水三升半，煮取一升半，去滓，分二服，温进一服。得吐者，止后服。

凡用栀子汤，若病人旧微溏者，为脾气虚寒之体，病则不能化热，必现出虚寒之证，不可与服之。

此一节，言栀子虽能止烦清热，然苦寒之性却与虚寒之体不宜，故结此叮咛。

男元犀按：栀子下禀寒水之精，上结君火之实，

---

① 姤（gòu）：遇也。《易·象》："柔遇刚也。"

既能起水阴之气而滋于上，复能导火热之气而行于下，故以上诸证，仲师用之为君。然唯生用之，真性尚存。今人相沿炒黑，则反为死灰无用之物矣。

虚人不可发汗，汗后变证无常。兹先言太阳：太阳病发汗，其热当解，今汗出不解，正气虚也。其人仍发热，徒虚正气，而热仍在也。汗为心液，心液亡则心下悸。夫津液者，和合而为膏，上补益于脑髓。今津液不足，则脑为之不满，而头为之眩。身者，脾之所主，今脾气因过汗而虚，不外行于肌肉，则身无所主持而𥆧动。眩之极，动之甚，其振振动摇不能撑持而欲擗地之状者，以真武汤主之。

此一节，言太阳过汗之变，而立一救治方也。

张令韶云：此章凡八节，皆言虚者不可汗也。

真武汤方

茯苓三两　芍药三两　生姜三两，切　白术二两　附子一枚，炮

上五味，以水八升，煮取三升，去滓，温服七合，日三服。

汗之不可轻发，必于未发之先，审察辨别而预断其不可。咽喉为三阴经脉所循之处。考脾足太阴之脉，挟咽；肾足少阴之脉，循喉咙；肝足厥阴之脉，循喉咙之后。三阴精血虚少，不能上滋而干燥者，不可发汗。或误发之，命将难全，亦不必再论变证也。

自此以下，皆承上文而言不可发汗而发之之变证也。

素有淋病，名曰**淋家**，其津液久虚，不可发汗，更走其津液。若发汗，则津液竭于外而血动于内，干及于胞中，**必患便血**。何以言之？《内经》云：膀胱者，津液藏焉。又曰：膀胱者，胞之室。是胞为血海，居于膀胱之外，而包膀胱，虽藏血、藏津液有别，而气自相通。参看太阳热结膀胱血自下证，则恍然悟矣。淋家病，为膀胱气化不能行于皮毛，津液但从下走而为淋。膀胱已枯，若再发其汗，必动胞中之血，非谓便血自膀胱出也。

（节）

疮家久失脓血，则充肤热肉之血虚矣，**虽身疼痛**，患太阳之表病，亦不可以麻黄汤峻发其汗，发汗必更内伤其筋脉，血不荣筋，**则强急而为痉矣**。

（节）

血从阳经并督脉而出者为衄。汗为血液，凡素患衄血之人，名曰**衄家**，三阳之经血俱虚，故不可发汗，汗出则重亡其阴，**必额上陷脉急紧，目直视不能眴，不得眠**。所以然者，以太阳之脉，起于目内眦，上额交巅；阳明之脉，起于鼻，交頞①中，旁纳太阳之脉；少阳之脉，起于目锐眦。三经互相贯通，俱在于额上、

---

① 頞（è）：鼻梁也。

鼻目之间。三阳之血不荣于脉，故额上陷、脉紧急也；三阳之血不贯于目，故目直视不能眴也；阴血虚少，则卫气不能行于阴，故不得眠也。此三阳之危证也。

（节）

血从阴经并冲、任而出，为吐为下，多则为脱。凡一切脱血之人，名曰亡血家，血属阴，亡血即亡阴，故不可发汗，若发其汗，是阴亡而阳无所附，阳从外脱，其人则寒栗而振。《内经》云：涩则无血，厥而且寒，是也。

（节）

平素患汗病之人，名曰汗家。心主血，汗为心液，患此病之人，其心虚血少可知。若重发其汗，则心主之神气无所依，必恍惚心乱，且心主之神气虚不能下交于肾，而肾气亦孤，故小便已，而前阴溺管之中亦疼，与禹余粮丸。愚按：本方失传，王日休补方用禹余粮、赤石脂、生梓皮各三两，赤小豆半升，共为末，蜜丸弹子大，以水二升，煮取一升，早暮各一服。然亦不过利水之品，毫无深义。

（节）

不特亡血不可发汗，即素寒者亦不可发汗。病人有素寒，复发其汗，汗乃中焦之汁，发汗更虚其中焦之阳气，其胃中必冷，且胃无阳热之化，则阴类之虫顿生，故必吐蛔。他若胃热之吐蛔，又不在此例矣。

张令韶云：本论逐节之后，必结胃气一条，以见不特吐下伤其胃气，即汗亦伤胃气也。治伤寒者，慎勿伤其胃焉，斯可矣。

病气在外，本当发汗，从外而解，而复从内以下之，此为治之逆也；若先发汗，外邪未尽，复从内入，因而下之，治不为逆。病气在内，本当先下之，从内而解，而反从外以汗之，为治之逆；若先下之，内邪未尽，势欲从外而出，因其势而汗之，治亦不为逆。

张令韶云：此章凡六节，前四节言病气随正气之出入以为出入，正气亦随病气之内外而为内外也。或从内解，或从外解，或救其里，或救其表，不可逆也。五节言阴阳和，正气之出入复其常，病气亦随之而解矣。末节言太阳之气随营卫之行于脉外而行于脉中也。

太阳伤寒，医者误下之，因误下而正气内陷，续得下利清谷不止，虽明知一身疼痛，为属表者，而此时不暇兼顾，急当救里；救里之后，审其身疼痛，知表证之未解，兼审其清便自调者，知里证之全瘳，于是复筹所急，曰急当救表。救里宜四逆汤，以复其阳；救表宜桂枝汤，以解其肌。生阳复，肌腠解，表里和矣。

此一节反应上文先下而后汗之意，以见下之而表里俱虚，又当救里救表，不必拘于先下而复汗之说也。

太阳病发热，头痛，病在表，则脉宜浮而反沉，此正气内虚也。若既汗之不差，其身体疼痛，仍然不罢，须知其表热为外发之假阳，脉沉为内伏之里阴。

当凭脉以救其里，宜四逆汤。《内经》云：太阳本寒而标热。此证见标证之发热，不见本证之恶寒，以本寒之气沉于内，外无恶寒而内有真寒也。

此一节，言病在表而得里脉，又当救其里，不必如上文之身疼痛，而止救其表也。

太阳之气外行于三阳而从表，内行于三阴而从里。今表证而得里脉，恐沉必兼微，即《易》所谓履霜坚冰至之义也。

太阳病，当先发汗，今先下之而不愈，因复发汗，以此汗下失度，致表里俱虚，阴阳不相交接，其人因致首如有所覆戴之象，而为冒，此阴虚于下而戴阳于上也。冒家汗出自愈，所以然者，以阳加于阴，得阴气以和之，汗出表和故也。盖表里之气本相通，表和里亦和，不必复下，若审得里未和，然后复下之。

此一节，应上文先发汗而复下之之意也。

太阳病未解，诊其脉阴尺阳寸，不偏大偏微而俱见均停，阴阳之气旋转于中，自然变易一番，必先振栗汗出而解。若邪盛于表，其阳寸之脉，必大于阴尺，而不均停。但使阳寸脉转微者，始与阴尺之脉停，为阳之遇阴，先汗出而解。若邪实于里，其阴尺之脉，必大于阳寸，而不均停。但使阴尺之脉转微者，始与阳寸之脉停，为阴之遇阳，下之而解。若欲下之，不得太过，只宜调胃承气汤主之。

此一节，言汗下亦所以和阴阳也。

太阳之为病，无不**发热而汗之自出者**，当求之营卫。盖人身之汗，主之者脉中之营，固之者脉外之卫。**此为荣气被卫气之所并而弱，卫气受邪风之所客而强，弱则汗不能主，强则汗不能固，邪风为害，故使汗出。**欲救邪风者，宜桂枝汤调和营卫气之气。

此一节，言太阳之气又从营卫之气出入于内外也。

伤寒五六日，经尽一周，气值厥阴，藉其中见之少阳而枢转。伤寒如此，中风亦如此，其症**往来寒热，**少阳之枢象也，胸为太阳之部，胁为少阳之部，太阳不得出，少阳不得枢，故为**苦满，**"默"字从火从黑，伏明之火郁而不伸，故其形默默。木火郁于中，致胃络不和，故**不欲饮食，**木火交亢，故为**心烦；**木喜条达而上升，故**喜呕。**此病气则在太阳，经气则值厥阴。厥阴之中见，则为主枢之少阳也。盖少阳之气游行三焦，在脏腑之外，十一脏皆取决之，故兼或然七症：**或**涉于心而不涉于胃，则**胸中烦而不呕；或**涉于阳明之燥气，则**渴；或**涉于太阴之脾气，则**腹中痛；或**涉于厥阴之肝气，则**胁下痞硬；或**涉于少阴之肾气，则**心下悸而小便不利；或**太阳藉少阳之枢转，已有向外之势则不渴，**身有微热；或咳者，**又涉于太阴之肺气矣。夫五脏之经输在背，主于太阳；而五脏之气由胸而出，亦司于太阳。今太阳之气逆于胸而不能外出，虽不干动在内有形之脏真，而亦干动在外无形之脏气，现出各脏之症。非得少阳枢转之力，不能使干犯之邪向外而解，必与以小柴胡汤助枢以主之。

此一节，言太阳之气不能从胸出入，逆于胸膈之间，内干动于脏气，当藉少阳之枢转而外出也。

张钱塘云：此章节凡十五节，皆论柴胡汤之证治。又云：小柴胡汤乃达太阳之气，从少阳之枢以外出，非解少阳也，是以有随证加减之法。李士材谓柴胡乃少阳引经之药，若病在太阳，用之若早，反引贼入门。后人不察经旨，俱宗是说，谬矣。

小柴胡汤方

柴胡半斤　黄芩三两　人参三两　甘草三两　半夏半升，洗　生姜三两，切　大枣十二枚，擘

上七味，以水一斗二升，煮取六升，去滓，再煎取三升，温服一升，日三服。后加减法：若胸中烦而不呕，去半夏、人参，加瓜蒌实一枚；若渴者，去半夏，加人参合前成四两半，瓜蒌根四两；若腹中痛者，去黄芩，加芍药三两；若胁下痞硬，去大枣，加牡蛎四两；若心下悸、小便不利者，去黄芩，加茯苓四两；若不渴、外有微热者，去人参，加桂三两，温覆取微汗愈；若咳者，去人参、大枣、生姜，加五味子半升、干姜二两。

上言太阳之病而值厥阴之期，厥阴中见少阳。少阳主枢，太阳病值其主气之期而外出者，藉其枢之有力也。经云：少阳外主腠理，内主三焦。腠者，三焦

通会，元真之处，血气所注。今血弱气尽，则腠理自开，太阳所受之邪气，因其气血虚而入，邪气与少阳中正之气两相击搏，俱结于少阳所部之胁下。正邪不两立则分争，正胜则热，邪胜则寒，分争则往来寒热，离合无定则休作有时，经云：少阳之上，相火主之。兹则阳明之火郁而不伸，故其象默默。默默之象为少阳专见之症。不欲饮食，为木气内郁而胃络不和也。胃病必及脾，脏腑之膜本自相连，脾病其痛必在于下，即前所谓腹中痛是也。然腹中原不可以言下，今以胃邪在胃脘之高，而此痛反居其下，邪高故使呕也，用小柴胡汤，转少阳之枢，达太阳之气以主之。若服柴胡汤已而反渴者，是太阳之气不能从枢解，而转属于阳明之燥化也，以白虎加人参汤按法治之。

上节言太阳之气逆于胸中而动五脏之气。此言太阳之气结于胁下而伤太阴、阳明之气，亦当藉少阳之枢转而出也。

太阳之邪不解，可以柴胡转其枢；太阳之气内陷，不可以柴胡虚其里。得病六日，六经之气已周，而又来复于太阳，正是七日，诊其脉迟，气虚也；浮弱，血虚也。气血俱虚，而见太阳证之恶风恶寒，当于寻常之太阳证外，另参脉息、日期而分别。且又有独见之症，曰手足温，系在太阴也。此气血俱虚，医者不知，反二三下之，虚其中气，以致不能食。而胁下为少阳之部位，其枢逆而不转，故无往来寒热，惟满而且痛，面目及身黄，为太阴土气虚，而真色现也，虽颈项强，为太阳之经气不利，而脾不转输为**小便难者**，是中气虚之大关键。柴胡汤乃从内达外之品，里气虚者忌用，若与柴胡汤，里气虚陷，后必下重。夫呕渴乃柴胡汤之见证，而本渴而饮水呕者，中胃虚也。柴胡汤非中胃之药，不中与也；与之而中气愈虚，食谷者哕。此缘二三下之既误，不可以柴胡汤而再误也。

此一节，言太阳之气陷于太阴之地中，太阴、阳明气虚，不能从枢外出，又非柴胡汤之所主也。

前言服柴胡汤已而渴者，以法治之，不再用柴胡也；嗣言柴胡不中与者，戒用柴胡也。然有不可泥者。**伤寒四五日**，为阳虚入阴之期，**身热恶风，颈项强**，仍在太阳之分，而不入于里阴也。胁下满，得少阳之枢象也。手足温者，是系在太阴。今手足温而渴者，为不涉于太阴而涉于阳明也。上言服柴胡汤已而渴者，当以阳明之法治之。此不因服柴胡汤而渴，仍宜从枢而治，以小柴胡汤主之。至于项强、胁满、手足温等症，前言不中与，而兹特与之者，一以大下而里虚，一以未下而里不虚也。

此一节，承上文两节推言之。凡病气不随经气入里而为燥化，与未陷里阴、里气未虚者，无不可以小柴胡汤治之。

太阳**伤寒**，值厥阴主气之期，浮分之阳脉涩，是少阳之枢不能外转也；沉分之阴脉弦，是厥阴木邪下于太阴，则太阴之营气受伤。法当腹中急痛者，先与小建中汤，建立中焦之营气，令腹痛渐愈；若不差者，与小柴胡汤主之，以转其枢，枢转则邪气外达而痛愈矣。

此一节，言太阳病值厥阴主气之期，内干太阴而腹痛，当行补益于内，而后枢转于外也。

按：原法腹痛，小柴胡汤去黄芩加白芍。

小建中汤方

桂枝三两，去皮　甘草二两，炙　大枣十二枚，擘　芍药六两　生姜三两，切　胶饴一升

上六味，以水七升，煮取三升，去滓，纳胶饴，更上微火消解，温服一升，日三服。呕家不可用建中汤，以甜故也。

伤寒中风，有柴胡证，但见一证便是，不必悉具。

此一节申明首节之义，以推广小柴胡汤之用也。余通家周宗超云：以伤寒言之，转少阳之枢外出太阳也；以中风言之，厥阴不从标本，从中见少阳之治也，此解极见明亮。

且夫柴胡汤之用甚广也，即误下之后而里气不虚者亦可用之。凡柴胡汤如首节所言之病证，病涉于枢，原有欲出之机，一转即出，而医者竟下之，下之恐邪气乘下之虚，而入于里阴矣。若柴胡证不罢者，速宜复与柴胡汤，其气外转，必蒸蒸而振，热退而却复发

热汗出而解。盖以下后伤其中焦之津液，欲作汗时，而为此一番之变动也。

此一节重申柴胡汤之妙，而所妙之在乎枢转也。

盖以枢者，内外之枢纽也，可从枢而外出，亦可从枢而内入。伤寒病，过服发表之剂，其恶风寒等症已解，而内虚之症渐形。至二日为阳明主气之期，三日为少阳主气之期，外邪既净，无庸从少阳之枢而外出。而发表后，虚弱不支之病，转入于所合之心包络。包络主血，血虚则心中悸，不独悸而且烦者，以烦涉于心主之血分，而不涉于枢胁之气分，故以小建中汤主之。

此一节，浅言之不过"虚""补"二字，而言外合一"枢"字之义见。少阳三焦内合厥阴心包而主血，故亦可随枢而入也。心包主血，血虚神无附丽而自悸，则悸为虚悸，而烦亦虚烦也。

陈平伯云：但云心中烦悸，不云无汗恶寒等症，可知服过麻黄汤后，表实已解，里虚渐著，故以此汤补之；否则，大青龙汤、栀子豉汤之证，误服害事。

少阳为阳枢，少阴为阴枢，其气相通。太阳病，过经十余日，十日为少阴主气之期，医反二三下之，逆其少阴之枢机。后四五日，乃十五六日之间，再作经，而又当少阳主气之期。太阳之气不因下陷，仍欲从枢而外出，故柴胡证仍在者，先与小柴胡汤以解外。若呕不止，是太阳之气不从枢外出，而从枢内入，干于君主之分，外有心下满急之病象，内有郁郁微烦之病情者，为未解也，与大柴胡汤下之，下其邪气，而不攻其大便则愈。

此言病在枢者，小柴胡汤达之于外，所以转之；大柴胡汤泄之于内，亦所以转之也。

大柴胡汤方

柴胡半斤　黄芩三两　芍药三两　半夏半升，洗　生姜五两，切　枳实四两，炙　大枣十二枚，擘

上七味，以水一斗二升，煮取六升，去滓，再煎，温服一升，日三服。一方用大黄二两（若不加大黄，恐不为大柴胡汤也）。

此方原有两法，长沙辨而均用之。

少阳之枢并于阳明之阖，故用大黄以调胃。

伤寒十三日，经尽一周而又来复于太阳，若不解，又交于阳明主气之期，病气亦随经气而涉于阳明。阳明司合而主胸，少阳司枢而主胁。既满而又呕，是阳明之合不得少阳之枢而外出也。日晡所在申、酉、戌之间，阳明于其所旺时而发潮热，热才已而即微利，此本系大柴胡证，不知用大柴胡方法。下之而不得利，今反微利者，知医以丸药下之，丸缓留中，不得外出，非其治也。潮热者，阳明气实也，先宜小柴胡汤以解太阳之邪于外，后以柴胡加芒硝汤解阳明之邪于内而主之。盖胸胁满而呕，太少两阳之病；日晡所发潮热，

阳明燥气之病也。

此一节，言太阳之气逆于阳明中土，亦当从枢而外出。其用柴胡加芒硝，亦从枢出之义，非若承气之上承热气也。

柴胡加芒硝汤

柴胡二两十六铢　半夏二十铢　黄芩一两　甘草一两，炙
生姜一两，切　人参一两　大枣四枚，擘　芒硝二两

上八味，以水四升，煮取二升，去滓，纳芒硝，更煮微沸，分温再服。此药剂之最轻者，以今秤计之，约二两，分二服，则一服只一两耳。

伤寒十三日，再经已周，而又来复于太阳不解，则病气已过于阳明胃腑，名曰过经。过经谵语者，以胃腑有热也，当以汤药下之。若小便利者，津液偏渗，大便当硬，今不硬而反下利，诊其脉不与证相背，亦始谓之调和者，知医不以药下之，而以丸药下之，病仍不去，非其治也。若胃气虚寒而自下利者，脉当微而手足亦厥，必不可下。今脉与阳明胃腑证不相背，即可反谓之和者，以丸缓留中，留而不去，此为内实也，以调胃承气汤去其留中之秽，以和其胃气主之。

此一节，言病气随经气而过于阳明也。

太阳病不解，若从胸胁而入，涉于阳明、少阳之分，此小柴胡汤之证也。今从背经而入于本腑名为热

结膀胱，膀胱在少腹之间，经曰：膀胱者胞之室也。胞为血海，居膀胱之外，热结膀胱，薰蒸胞中之血。血，阴也，阴不胜阳，故其人如狂，若血自下，则热亦随血而下者自愈，若其邪在外，犹是桂枝证，不解者，尚未可攻，当先解其外。外解已，但见少腹急结者，无形之热邪结而为有形之蓄血。乃可攻之，宜桃核承气汤。

此一节，言太阳之邪循经而自入本腑也。

桃核承气汤方

桃仁五十个，去皮尖　桂枝二两，去皮　大黄四两　芒硝二两　甘草二两，炙

上五味，以水七升，煮取二升半，去滓；纳芒硝，更上火微沸，下火。先食温服五合，日三服，当微利，先食言服药在未食之前也。

伤寒八日，当阳明主气之期，九日当少阳主气之期。下之，伤其阳明之气，而为胸满；逆其少阳之气，而为烦惊；以少阳三焦内合心主包络故也。小便不利，为少阳三焦决渎之官失其职也。谵语，为阳明胃气不和也。一身尽重不可转侧者，少阳循身之侧，枢机不利故也，以柴胡加龙骨牡蛎汤主之。

此一节，言太阳之气因庸医误下，以致三阳同病，特立三阳并治之方，滋阳明之燥，助少阳之枢。而太阳不失其主开之职，其病仍从少阳之枢而外出矣。

柴胡加龙骨牡蛎汤方

半夏二合，洗 大枣六枚 柴胡四两 生姜一两半 人参一两半 龙骨一两半 铅丹一两半 桂枝一两半，去皮 茯苓一两半 大黄二两 牡蛎一两半

上十一味，以水八升，煮取四升；纳大黄切如棋子，更煮一二沸，去滓，温服一升。

伤寒腹满，为太阴证，谵语为阳明证，其脉不宜浮紧矣。乃取之寸口，三部脉浮而紧，其名曰弦。弦为肝脉，此肝乘脾之病也。《内经》：诸腹胀大，皆属于热。又云：肝气盛则多言。是腹满谵语，乃肝旺所发也。旺则侮其所胜，直犯脾土，名之曰纵，谓纵势而往无所顾虑也，宜刺期门二穴，以制其纵。

此一节合下节，论病在有形之脏而不在无形之气也。在无形之气，则曰太阴、厥阴；在有形之脏，则曰脾、曰肝、曰肺也。

伤寒发热，病在表也。太阳主表，而肺亦主表。啬啬恶寒，皮毛虚也。太阳主皮毛，而肺亦主皮毛。金受火克，故大渴欲饮水，饮水过多，肺气不能通调水道，故其腹必满。若得自汗出，则发热恶寒之证便有出路。小便利，则腹满之证便有去路。此肺气有权，得以行其治节，则其病欲解。而不然者，发热恶寒如此，腹满又如此，此肝木乘肺金之虚而侮其所不胜也，名之曰横，谓横肆妄行，无复忌惮也。亦刺期门二穴，

以平其横。

按：期门二穴，在乳下第二肋端，去乳头约四寸，肝募也，厥阴阴维之会，刺入四分。此穴刺法，能佐小柴胡汤所不及。

《活人》云：穴在乳直下肋骨近腹处是也，则是第二肋，当从下数起，恰在软肋之两端。是穴刺法，肥人一寸，瘦人半寸，不肥不瘦中取之。但下针令病人吸五吸，停针良久，徐徐出针，此平泻法也。

太阳病二日，正当阳明主气之期，以太阳之病而得阳明之气，阳极似阴，故扰动不安而反躁，医者误认为阴躁，而反以火熨其背，背为阳，阳得火热，而大汗出，汗乃胃中水谷之津，**火热入胃**，则胃中之水津竭，遂下伤水阴之气而躁，上动君火之气而烦，中亡胃中之津，**必发谵语**。十余日，又值少阴主气之期，得少阴水阴之气以济之，则阴气复而阳热除。先见振栗之象，旋而大便自下利者，**此为阳明得少阴之气，阴阳和而欲解也**。且夫阴阳之气，元妙难言也。而以一身之部位论，则身半以上为阳，身半以下为阴。若阳在上，而不得下交于阴，**故其汗从腰以下不得汗，欲小便不得，反呕**，阴在下，而不得上交于阳，**故欲失溲，足下恶风**，然上下所以不交者，责在胃实以隔之。前此止是胃中竭，后此则为大便硬。硬者必以法通之，不得拘于大便硬，小便当数而反不数及不多，印板套语，谓津液当还胃中，而不必遽通也。通之之后，得大便已，则燥结去，火邪泄。于是阴气旋转而上升，其头卓然而痛；阳气不明而下济，其人足心必热，此谷气下流故也。

此章凡十一节，皆言火攻之误，以明太阳为诸阳主气，阳为火，不可以火攻之也。即不用火，而羌、独、荆、防、姜、附、桂、萸之类皆是也。

太阳病中风，以火劫发汗，邪风更被火热，逼其血气从外流溢，失其行阴阳之常度。风为阳，火亦为阳，两阳交相熏灼，其身发黄。设阳邪盛于阳位，则犹可乘其势之欲衄，使之从衄而解。至于阳邪盛，乘阴分之虚而深入之，津液干涸，则小便难。而阴气、阳气之流溢者，至此俱觉虚竭，细察其周身全体则无汗而枯燥，但头汗为火热上攻而出，其津液不能周遍，则剂颈而还，邪热内郁，则腹满微喘，邪热上薰，而口干咽烂。其初阳明燥结，或止见不大便，稍久则神乱而谵语，甚者气逆而至哕，其病更深矣。四肢者，诸阳之本，邪热亢盛，则手足躁扰，捻衣摸床，俱为真阴立亡之象，恐非药力所能胜者。必察其小便尚利者，为一线之真阴亡而未亡，其人犹为可治。

此一节言火攻之危证也。汪苓友云：诸家注皆言小便自利。夫上文既言小便难，岂有病剧而反有自利之理？必须用药以探之，其人小便利犹为可治之证；如其不利，治亦罔效矣。此说亦通。按：探法，猪苓汤可用，或茵陈蒿汤亦妙。

伤寒脉浮，为太阳之病，当以麻黄汤化膀胱津液，出诸皮毛而为汗则愈，太阳与君火相合而主神，心为阳中之太阳，医以火迫劫之，遂致亡其上焦君火之阳，神气浮越必惊狂，卧起不安者，以桂枝去芍药，再加蜀漆牡蛎龙骨救逆汤主之。

前条中风火劫其汗，证见亡阴，故小便利为可治。此条伤寒火劫其汗，证见亡阳，难俟阳之自复，故以此汤从手厥阴以复之。凡亡阴中之阳，必用附子以救之；此亡阳中之阳，因火迫劫，又非附子之所宜。

此一节为火逆出其方也。当知手厥阴证之专方，非火逆通用之方也。但汪苓友疑亡阳证恐不能胜蜀漆之暴悍，柯韵伯疑当时另有蜀漆，非常山苗也。愚每以茯苓代之，热盛者以白薇代之。

桂枝汤去芍药加蜀漆龙骨牡蛎救逆汤

桂枝三两，去皮　甘草二两，炙　生姜三两，切　牡蛎五两　龙骨四两　大枣十二枚，擘　蜀漆四两，洗去腥

上为末，以水一斗二升，先煮蜀漆减二升；纳诸药，煮取三升，去滓，温服一升。原本为末水煮，必有其故。

病形初作时，绝似伤寒，见恶寒、体痛、无汗等症，其脉似当弦紧。今诊其脉不弦紧而弱，弱者阴不足，阳气陷于阴分，伤其津液，其人口必渴。若被火攻者，津液愈亡，致胃中燥热，必发谵语。然脉弱者，

虽不可汗，而见症既有发热，再审其脉弱中见浮，不妨服桂枝汤，啜热稀粥，从养阴法以解之，当汗出愈。

此一节，言脉弱者亦不可以火攻也。

按：仲景不出方，程郊倩拟用大青龙汤，未免太过。余注拟用桂枝汤，然于"必渴"二字亦扣不著。今拟小柴胡汤去半夏加瓜蒌根，仍与桂枝汤合半用，温服覆取微汗较妥。

太阳病，法在发汗。然太阳之汗从下焦血液而生，若以火熏之，则血液伤而不得汗，下焦血液生之于肾，肾伤其人必躁。如经气已周，七日之数复到于太阳之经而不汗解，其火邪下攻则必清血，《内经》云：阴络伤则便血。此因火所致，名为火邪。一本清作圊。

此一节，言火邪之逆于下也。

脉浮热甚，阳气实也，不宜灸而反灸之，此为病证之实。反以陷下法灸之，是实以虚治，因火而动，必上攻于咽而咽燥，内动其血而唾血。盖火气通于心，经云：手少阴之脉，上膈、挟咽是也。火气循经上出于阳络，经云：阳络伤则血外溢是也。

此一节，言邪火之逆于上也。愚按：大黄泻心汤可用，或加黄芩，即《金匮》之正法。

微为虚之脉，数为热之脉，虚热盛则真阴虚，慎不可灸。若误灸之，因致火盛，为邪上攻，则为烦逆。且阴本虚也，更追以火，使虚者愈虚；热本实也，更逐以火，使实者愈实。阴主营血，而行于脉中，当追逐之余，无有可聚之势，以致血散脉中，彼艾火之气虽微，而内攻实为有力，焦骨伤筋，大为可畏，所以然者，筋骨藉血以濡养之。今血被火而散于脉中，血一散则难复也。终身为残废之人，谁职其咎耶？

此一节，言火邪之逆中也。虚热之人，以火攻散其脉中之血，则难复也。愚按：速用芍药甘草汤，可救十中之一二。

脉浮病在表，宜以汗解。用火灸之，伤其阴血，不能作汗，邪无从出，反因火势而加盛。火性上炎，阳气俱火而上腾，不复下行，故病从腰以下必重而痹。《内经》云：真气不周命曰痹，此因火而累气，故不名气痹而名火逆也。然未灸之先，岂无自汗而解者？须知欲自解者，必待其自汗。《内经》云：在心为汗。心之血液欲化为汗，必当先烦，乃有汗而解，何以知之？诊其脉浮，为外出之机先见，故知汗出而解也。

此一节，言误灸后之病形，并及未灸前自愈之脉证也。

汗为心液，烧针令其汗，则心液虚矣。针处被寒，核起而赤者，心虚于内，寒薄于外，而心火之色现也，少阴上火而下水，火衰而水乘之，故必发奔豚，其气从少腹上冲心者，灸其核上各一壮，助其心火，并散其寒，再与桂枝加桂汤，其方即于原方更加桂二两，温少阴之水脏，而止其虚奔。

此一节，言外寒束其内火，用火郁发之之义也。

汪苓友云：此太阳病未发热之时，误用烧针开发腠理，以引寒气入脏，故用此法。若内有郁热，必见烦躁等证，又不在此例矣。

桂枝加桂汤方

桂枝三两　芍药三两　生姜三两　甘草二两　大枣十二枚　牡桂二两

上六味，以水七升，煮取三升，去滓，温服一升。

按：桂即桂枝也。本方共五两，已经照数加入二两矣。今坊刻各本有加牡桂二两，相传已久，姑录存参。

火逆之证，颇类胃家病象。医者误认为里实证而下之，下之不愈，因复烧针，是下既夺其里阴，烧针复逼其虚阳，阴阳两相乖离而烦躁者，以桂枝甘草龙骨牡蛎汤主之。

此一节，为水逆烦躁者立交通心肾之方也。

桂枝甘草龙骨牡蛎汤方

桂枝一两　甘草二两　牡蛎二两　龙骨二两

上为末，以水五升，煮取二升半，去滓，温服八合，日三服。为末水煮，即此是法。

太阳伤寒者，若在经脉，当用针刺；若在表在肌，则宜发汗宜解肌，不宜针刺矣。若加温针，伤其经脉，则经脉之神气外浮，故必惊也。即《内经》所谓起居如惊，神气乃浮是也。

张令韶云：自此以上十一节，历言火攻之害。今人于伤寒病动辄便灸，草菅人命，可胜悼哉！

受业薛步云按：火劫发汗，今人少用此法，而荆、防、羌、独、姜、桂、芎、芷、苍、橘之类，服后温覆逼汗，皆犯火劫之禁。读仲景书，宜活看，不可死板。

卷 三

辨太阳病脉证篇

太阳病，当恶寒发热，今吐伤中气，津液外泄而自汗出，汗出而外证微，不恶寒发热，脾胃之气不足，而关上之脉见微细虚数者，此非本病，以医者吐之之过也。一二日吐之者，以二日为阳明主气之期，吐之则胃伤而脾未伤，故脾能运而腹中饥，胃不能纳而口不能食；三四日吐之者，以四日为太阴主气之期，吐之则脾伤而胃未伤。脾伤则不胜谷，故不喜糜粥；胃未伤仍喜柔润，故欲食冷食。朝为阳，胃为阳土，胃阳未伤，故能朝食；暮为阴，脾为阴土，脾阴已虚，故至暮吐，所以然者，以医误吐之所致也。前伤胃而不伤脾，后伤脾而不伤胃，非脾胃两伤之剧证，此为小逆。

此一节，言病由误吐，一时气逆使然。后人拟用大小半夏汤，然却不知。仲师无方之妙。

〔述〕此章凡四节，皆言吐之失宜而变证有不同也。

太阳病不当吐而吐之，但太阳病原当恶寒，今吐后反不恶寒，不欲近衣者，此为吐之伤上焦心主之气，阳无所附而内烦也。

此一节，言吐之不特伤中焦脾胃之气，亦能伤上焦心主之气也。

病人脉一息六七至，其名曰数，数为热证，与虚冷之证不同，如数果为热，热当消谷而引食，而反见作吐者，此非热也。以过发其汗，令阳气外微，阳受气于胸中，故膈中之气亦虚，脉乃数也。数为外来之客热，非胃中之本热。无热不能消谷，以胃中虚冷，故吐也。

上二节之吐，言以吐致吐；此节之吐，言不以吐而致吐也。

病证在疑似不可定之际，必求诸病人之情。太阳病，既已过经不解，当辨其病留于何经之分，而不必泥于所值之气。约计十有余日，或留于阳明之分，则心下温温欲吐，而胸中痛，以心下与胸中为阳明之所主也；或留于太阴之分，则大便反溏，而腹微满，以大便与腹为太阴之所主也。胃络上通于心，脾脉又上膈注心，脾胃不和，故郁郁微烦。然以上诸证，或虚或实，不无疑议，必须审病人之情。先此十余日之时，自料其病若得极吐极下，而后适其意者，此胃实也，可与调胃承气汤微和胃气；若不尔者，为虚证，则不可与。若但欲呕，而无心下温温证；但胸中痛，而无郁郁微烦证；但微溏，而无腹满证者，此且非柴胡证，况敢遽认为承气证乎？然则承气证从何处而得其病情乎？以其呕即是温温欲吐之状，故知先此时自欲极吐下也。

此一节，言病证在疑似之间，而得其欲吐之情为主，兼参欲下以定治法，甚矣！问证之不可不讲也。

太阳病六日已过，而至七日，正当太阳主气之期。表证仍在，脉则宜浮，今脉微而沉，是邪不在表而在里矣。太阳之病，内传多在胸膈，今反不结胸，是病不在上而在下矣。其人发狂者，邪热内盛逼乱神明也。此证以热在下焦，小腹当硬满。然小便与血，皆居小腹，蓄而不行，皆作硬满。若小便自利者，知不关膀胱之气分，而在于冲任之血分，必用药以下其血乃愈。所以然者，以太阳之表热随经而瘀热在少腹之里故也，以抵当汤主之。

此与桃核承气证不同，彼轻而此重。彼为热结膀胱，乃太阳肌腠之邪从背脊而下结于膀胱；此为瘀热在里，乃太阳肤表之邪从胸中而下结于少腹也。

抵当汤方

水蛭三十个，熬　　虻虫三十个①，熬，去翅足　　桃仁三十个，去皮尖　　大黄三两，酒浸

上四味，锉如麻豆，以水五升，煮取三升，去滓，

---

① 三十个：南雅堂本作“二十个”。

温服一升。不下再服。

　　血之与水，以小便之利与不利分之，请再申其说：太阳病，从胸而陷于中土，故身黄，脉沉结，少腹硬，小便不利者，乃脾气不能转输，水聚于少腹，为无血也；而小便自利，其人如狂者，非水聚，为血聚，血证谛也。必谛审其果是血证，方可以抵当汤主之。否则，不可姑试也。

　　此一节，申明上文"小便自利"之义也，喻嘉言云：此条乃法中之法也。见血证为重病，抵当为重药。后人辨证不清，不当用而误用，与夫当用而不用，成败在于反掌，故重申其义也。

　　《内经》云：今夫热病者，皆伤寒之类也。伤寒有热，至所有之热，皆归于少腹，故少腹满，应小便不利，今反利者，热归血海，为有血也。但血结阴位，卒难荡涤，投药过多，恐伤中气，故当缓缓下之；然又恐药力太微，病根深固难拔，故应用之药，宜尽数以与之，不可更留余药，宜抵当丸。

　　此一节，变汤为丸，分两极轻，连滓而服，又法外之法也。

抵当丸方

　　水蛭二十个，熬　　虻虫二十五个，去翅足，熬　　桃仁二十个，去皮尖　　大黄三两，酒浸

　　上四味，杵，分为四丸。以水一升煮一丸，取七

合服之。晬时当下血，若不下者，更服。晬时，周时也。

虽然辨蓄血者，既以小便利为断矣。然不详审其主证，而并辨其兼证，恐专执小便利之一说，概认为血证，亦非辨证之法。《内经》云：饮入于胃，游溢精气，上输于脾，脾气散精，上归于肺，通调水道，下输膀胱。故太阳病，小便利者，以其人饮水之多，夫饮水多而小便利，则水气下泄，应无心下悸之病矣；若不下泄而上凌，必心下悸，心恶水制也。是以小便少者，气不施化，必苦里急也。岂独血证然哉？

张钱塘云：上节以小便利不利，而辨其血之有无；此又以小便之多少，而验其水之有无，并以结前三节之意，以见不可概认为血证。其章法之精密如此。

问曰：吾闻太阳主开，病竟有不能出入内外，而固结于胸为结胸；少阴主枢，竟不能枢转出入，而固结于脏为有脏结，其病状何如？答曰：结有正有邪，太阳之正气与邪气共结于胸膈有形之间，故按之则痛。寸以候外，太阳主皮毛，故寸脉浮；关以候中，病气结于胸中，故关脉沉，此名曰结胸也。

张钱塘云：此章论结胸、脏结、痞气之证，直至病胁素有痞方止。其中有经气之分、阴阳之异、生死之殊，学者所当细心体会也。

何谓脏结？答曰：胸虽不结，阴邪逆于心下，其外如结胸之状，而内则发于少阴，不如结胸之发于太阳也。上不涉于胸胃，故饮食如故；下干于脏气，故时时下利。寸脉浮，为少阴之神气浮于外也；关脉小细，为少阴之脏气虚于内也；沉紧为少阴之脏气结于内也，若此者名曰脏结。舌为心之外候，其舌上白苔滑者，阴寒甚于下而君火衰于上也，病为难治。脏结之状既明，而脏结之证不可不讲。脏结发于少阴，少阴上火下水，本热标寒，必得君火阳热之化则无病。今不得其热化，则为脏结无阳证。少阴主枢，今病不见往来寒热，是少阴之阳气不能从枢以出也。阳动而阴静，故其人反静。舌上苔滑者，为君火衰微，而阴寒气盛，不得不切戒之曰：不可攻也。

此承上文而言脏结之证也。

少阴上火而下水，其气交会于阳明中土，故脉现于关。沉与结胸无异，而小细紧为脏阴虚寒结证所独也。

按：程郊倩云：浮为寒伤表脉，沉为邪入于里脉。上节单言沉，沉而有力也；此节兼沉小细紧而言，脉之分别如此。

今试言结胸之因，并详其状而及其治。病发于太阳，太阳主外，宜从汗解，而反下之，则热邪乘虚而入，结于胸膈有形之间，因作结胸；病发于少阴，少阴主里，当救其里，而反下之，邪若结于下，则为脏结矣。今不结于脏，而结于心下，因而作痞。痞证发于阴，原无下法，不以下之迟早论也；其证治另详于后。而阳证之所以成结胸者，以下之太早故也。试再由其因而更详其状。太阳之脉上循头项。今结胸者，气结于内，遂不外行于经脉，以致经输不利，其项亦拘紧而强，有如柔痓反张之状。下之，令内之结气一通，则外之经输自和，宜大陷胸丸方。

张钱塘云：此言结胸、脏结之所因，而于脏结之中，复又推言痞结，以见痞之同发于阴，而不与脏结同者，脏结结于下，而痞结结于上也。结于下者，感下焦阴寒之气；结于上者，感上焦君火化也。

大陷胸丸方

大黄半斤　葶苈半升，熬　芒硝半升　杏仁半升，去皮尖，熬黑

上四味，捣筛二味，纳杏仁、芒硝，合研如脂，和散，取如弹丸一枚；别捣甘遂末一钱匕，白蜜二合，水二升，煮取一升。温，顿服之。一宿乃下，如不下，更服，取下为效。禁如药法。

然亦有不可下者，当以脉为断。结胸证，寸脉当浮，关脉当沉。今诊其脉竟浮而大者，浮为在外，大为正虚，邪结于中，而正气反虚浮于外，定不可下；若误下之，里气一泄，正气无所依归，外离而内脱，则涣散而死。

此言结胸证乃太阳之正气合邪气而结于内。若脉见浮大，是邪实固结于内，正虚反格于外也。

张钱塘云：正者主也，客者邪也，正邪并结者，客留而主人仍在，故可下之；邪结于中，而正反格于外者，主人去而客留，故不可下也。

然又有不因误下而定其危者。结胸证，外则项强如柔痉状，内则按之痛，诸证悉具，而且病发于太阳，竟动少阴之气化而为**烦躁者**，阳病入阴，虽未误下，亦死。

此一节，从上节危脉之外而补言危证也。

太阳中风之病，诊其脉浮而动数。风性浮越，故**浮则为风**；风为阳邪，故**数则为热**；阴阳相搏，故**动则为痛**；邪盛则正虚，故**数则为虚**。病太阳之肌表，则**头痛**；得标阳之热化，则**发热**；凡伤风必自汗，汗少则恶风，汗出多亦必恶寒。原无盗汗之证，盗汗亦无恶寒之证，今微盗汗出，而反恶寒者，乃中风稽久之证。虽不若初中之重，而要其表邪未尝解也。医反下之，表邪乘虚内入，故动数之脉变迟，邪气与膈气在内相拒而痛，胃中被下而空虚，客气无所顾忌而动膈，膈上为心肺，主呼气之出；膈下为肝肾，主吸气之入。今为客气动膈，则呼吸之气不相接续，故短气；上下水火之气不交，故烦躁，烦躁之极，则**心中懊恼**，此皆太阳之气随邪气而内陷，心下因硬，则为结胸，以大陷胸汤主之。若不结胸，而陷于太阴湿土之分，则湿热相并，上蒸于头，但头汗出，津液不能旁达，余处无汗，剂颈而还，若小便不利，湿热因无去路，郁于内而熏于外，身必发黄也。

此一节，言中风误下而成结胸也。

大陷胸汤方

大黄<small>六两，去皮</small>　芒硝<small>一升</small>　甘遂<small>一钱匕</small>

上三味，以水六升，先煮大黄，取二升，去滓；纳芒硝，煮一两沸；纳甘遂末，温服一升。得快利，止后服。

结胸亦有不因下而成者。伤寒六日，为已经一周。至七日，又当来复于太阳，不从表解，而结于胸，则伤寒之邪郁而为热实，其证重矣。又诊其脉沉而且紧，沉为在里，紧则为痛为实。今心下痛，按之如石之硬者，非他药所可攻，必以大陷胸主之。

此一节，言伤寒不因下而亦成结胸也。

太阳伤寒十余日，热结在里，盖胸中为太阳之里也。若得少阳之枢转，复作往来寒热者，乃太阳藉枢转之机，仍欲外出，可与大柴胡汤，迎其机以导之。若不往来寒热，但结胸，而无大热者，此为太阳寒水之气不行于肤表，而内结在胸胁也。身上俱无汗，但头上微汗出者，水逆于胸而不能外泄也，以大陷胸汤主之。令水气泄于下而正气运于上，则枢转亦利矣。盖大柴胡汤为枢转之捷剂，而大陷胸汤为泄邪之峻药，虽不能转枢，然邪去而枢转亦何难之有？

张钱塘云：此言太阳不能从枢以外出，以致水逆于胸而成结胸也。太阳寒水之气，内出于胸膈，外达于皮肤，从枢以外出，则有往来寒热之象，不能从枢以出，而结于胸膈有形之间，则无形寒水之气，遂结而为有形之水矣。

太阳病，重发汗而复下之，亡其津液，津液亡于下，故不大便。自不大便起，计有五六日，又值阳明主气之期，津液亡于上，故舌上燥而渴，阳明旺于申酉，日晡所小有潮热，是兼见阳明之燥证。然从心下至少腹硬满而痛不可近者，则知阳明又不如此危恶，承气汤恐不能四面周到，以大陷胸汤主之。

此一节，言汗下亡其津液而成燥结胸之证也。张钱塘云：《内经》谓二阳为维，谓阳明统维于胸腹之前也。夫太阳由胸膈而出入，是胸膈为太阳出入之门户。心下至少腹，又阳明之所纲维，两经交相贯通，故病太阳兼有阳明潮热之证也。

然结胸证又有大小之分也。小结胸病止从胸而结于胃络，正在心下，不比大结胸之高在心间，且不在少腹也。邪在络脉，按之则痛，不比大陷胸之痛不可按也。脉浮而滑者，浮为在外，滑则为热，里虽结热，而经气仍欲外达之象，以小陷胸汤主之。

此从结胸证中而又分出小结胸证也。

小陷胸汤方

黄连一两　半夏半升，洗　瓜蒌实大者一个

上三味，以水六升，先煮瓜蒌，取三升，去滓，纳诸药，煮取二升，去滓，分温三服。

小结胸之病，虽曰止在于胸，而经气则上下而相通。太阳病过二日，而至三日，正当少阳主气之期，而不能得少阳枢转，无以自达，遂觉卧不安而不能卧，起不安而但欲起，病气不能外转，心下必至内结，诊其脉微弱者，此太阳之本有寒分也，何以言之？太阳本寒而标热，病反其本，治亦反其本。今病还是本寒，医者误认为标热而反下之。若利止，邪不下而即上，必作小结胸；利未止者，当四日太阳主气之期复下之，气随下陷，变本寒而为标热，则太阴脾家之腐秽遂从此发作，而协太阳之标热而下利也。

此一节，言小结胸而复推上下之经气相通也。

经气不独上下相通，而内外相通可因脉而知其证。太阳病外证未罢，必不可下，若误下之，其邪陷入，变证不一。若其脉促，为阳邪甚于内，欲出不能出，虽不作结胸者，胸中必有邪恋。言不结者，易于散越，此为欲解而未解也。若脉浮者，病干上焦，其脉道近此。太阳病下之太早，故必结胸也。脉紧者，伤寒脉紧，此因下而不下，迫于咽喉，故必咽痛；脉弦者，是邪陷于中，枢机不转，故必两胁拘急；脉细数者，细属阴，数主热，是阳邪陷入少阴，为两火相炎，故头痛未止；脉沉紧者，沉属里，紧主寒，太阳寒邪侵入阳明，故必欲呕；脉沉滑者，沉属里，滑为水，太阳之邪陷于太阴，水流湿也，故协热利；脉浮滑者，浮主风，滑主热，风性浮动，干动厥阴，故必下血。

上节言上下经气之相通，此节言内外经气之相通也。

内因之水结而不散，则为结胸之证；而外因之水入于皮肤，亦有小结胸之患。病在太阳之表，应以汗解之。医者反以冷水潠之；若于病人通身浇灌之，其在表之阳热被冷水止却不得去，较未用水之前，弥更热而益烦；热因水阻，则汗孔闭而肉上结粒如粟起；热却于内，故意欲饮水。外寒制其内热，反不作渴者，宜服文蛤散渗散其水气。若不差者，与五苓散，助脾土以转输，仍从皮肤而散之。如水寒实于外，阳热却于内，而为寒实结胸，无肌表之热证者，与三物小陷胸汤，若寒泄热，为反治之法；至若白散辛温散结，为从治之法，亦可服。

此一节，于小结胸外又补出寒实结胸证也。

文蛤散方

文蛤五两

上一味为散，以沸汤和一钱匕服，汤用五合。

白散方

桔梗三分　巴豆一分，去皮心，熬黑，研如脂　贝母三分

上三味为散，纳巴豆更于臼中杵之，以白饮和服。

强人半钱匕，羸者减之。病在膈上必吐，在膈下必利。不利，进热粥一杯；利过不止，进冷粥一杯。身冷皮粟不解，欲引衣自覆者，若水以噀之洗之，益令热却不得出，当汗而不汗则烦。假令汗出已，腹中痛，与芍药三两，如上法。

　　既有结胸之证，亦即有如结胸之证。太阳与少阳并病，二阳之经脉交会于头项，受邪则头项强痛，二阳之经脉皆起于目而行于头，受邪则目或旋晕而眩，头如覆戴而冒。夫病在太阳则结胸，病在少阳则胁下痞硬。今两阳并病，原非结胸之证，而时如结胸，不为胁下痞硬，而为心下痞硬者，当刺大椎第一间以泄太少并病之邪。不已，更刺肺俞以通肺气，斯膀胱之气化行而邪自不留；复刺肝俞，以泻少阳之邪，盖以胆与肝相表里也。慎不可发汗，以竭其经脉之血津。倘若误发其汗，则经脉燥热而谵语，相火炽盛而脉弦。若五六日谵语不止，六日值厥阴主气之期，恐少阳之火与厥阴之风相合，火得风而愈炽矣，当刺肝之期门，迎其气以夺之。

　　此一节，言太阳少阳并病，涉于经脉而如结胸，宜刺以泻其气也。（并者，犹秦并六国，其势大也。）

　　按：《图经》云：大椎一穴在第一椎上陷中，手足三阳督脉之会，可刺入五分，留三呼泻五吸。肺俞二穴，在第三椎下，两旁相去二寸五分，中间脊骨一寸。连脊骨算，实两旁相去各二寸，下仿此。足太阳脉气所发，可刺入三分，留七呼，得气即泻，肥人可刺入五分。肝俞二穴，在第九椎下，两旁相去各一寸五分，宜照上实折，可刺入三分，留六呼。期门二穴见上章。

　　病在经脉而如结者，不独男子也。妇人中风，发热恶寒，当表邪方盛之际，而经水适来。盖经水乃冲任厥阴之所至，而冲任厥阴之血，又皆取资于阳明。今得病之期，过七日而至八日，正值阳明主气之期，病邪乘隙而入。邪入于里，则外热除而脉迟身凉，已离表证，惟冲任厥阴俱循胸胁之间，故胸胁下满如结胸之状，而且热与血搏，神明内乱而发谵语者，此为热入血室也。治者握要而图，只取肝募，当刺期门，随其实而泻之。何以谓之实？邪盛则实也。

　　此节合下一节，皆言妇人热入血室。病在经脉，状如结胸者，正可以互证而明也。

　　经水未来，因病而适来者，既明其义矣。而经水已来，因病而适断者何如？妇人中风七八日，业已热除身凉，而复续得寒热，发作有时；其经水已来而适断者，果何故哉？盖以经水断于内，则寒热发于外，虽与经水适来者不同，而此亦为热入血室。其血为邪所阻则必结，结于冲任厥阴之经脉，内未入脏，外不在表，而在表里之间，仍属少阳，故使如疟之状，发作时，以小柴胡汤主之。达经脉之结，仍藉少阳之枢以转之，俾气行而血亦不结矣。

此一节，承上文而言中风热入血室，其经水已来而适断，当知异中之同，同中之异，各施其针药之妙也。

热入血室，不独中风有之，而伤寒亦然。妇人伤寒，寒郁而发热，当其时经水适来，过多不止，则血室空虚，而热邪遂乘虚而入之也。昼为阳而主气，暮为阴而主血。今主气之阳无病，故昼日明了；主血之阴受邪，故暮则谵语如见鬼状者，医者当于其经水适来而定其证曰：此为热入血室，非阳明胃实所致也。既非阳明胃实，则无以下药犯其胃气及上二焦。一曰胃脘之阳不可以吐伤之，一曰胃中之汁不可以汗伤之。惟俟其经水尽，则血室之血复生于胃腑水谷之精，必自愈。慎不可妄治以生变端也。

此一节，言妇人伤寒之入于血室也。郭白云云：前证设不差，服小柴胡汤。柯韵伯云：仍刺期门。

再由此而推言乎诸结：伤寒六日已过，至于七日，又值太阳主气之期。发热，病在太阳之标气；微恶寒，病在太阳之本气。病气不能从胸而出入，结于经脉之支，骨节之交，故支节疼痛，经气郁而欲疏，故微呕；不结于经脉之正络，而结于支络，故心下支结。外证未去者，以其寒热犹在也，以柴胡桂枝汤主之。取其解外，又达太阳之气，而解支节之结。

此一节，言太阳之气化而结于经脉之别支也。

柴胡桂枝汤方

柴胡四两　桂枝　黄芩　人参各一两半　甘草一两，炙　半夏二合半，洗　芍药一两半　大枣六枚，擘　生姜一两半，切

上九味，以水七升，煮取三升，去滓，温服。

支结之外，又有微结。伤寒过五日而至六日，为厥阴主气之期。经云：厥阴之上，中见少阳。已发汗而复下之，则逆其少阳之枢不得外出，故胸胁满不似结胸证之大结，而为微结，气不得下行，故小便不利。经云：少阳之上，火气治之，故渴；无枢转外出之机，故渴而不呕；热结在上而不在下，故别处无汗而但头汗被蒸而出；少阳欲枢转而不能，故为往来寒热。心烦者，少阳与厥阴为表里，厥阴内属心包，而主脉络故也。总之，太阳之病，六日而涉厥阴之气，不能得少阳之枢以外出，若此，**此为未解也**，以柴胡桂枝干姜汤主之。此汤达表、转枢、解结、止渴、理中，各丝丝入扣。

此一节，言太阳病值厥阴主气之期而为微结也。

柴胡桂枝干姜汤方

柴胡半斤　桂枝三两　干姜二两　瓜蒌根四两　黄芩三两　牡蛎二两　甘草二两，炙

上七味，以水一斗二升，煮取六升，去滓再煎，

取三升，温服一升，日三服。初服微烦，复服汗出便愈。

微结中，又有阳微结之不同于阴结者，不可不知。**伤寒**太阳证五日为少阴主气之期，而六日，为厥阴主气之期，气传而病不传，仍在太阳之经。太阳之气上蒸，故头汗出；太阳之本气为寒，故微恶寒；太阳标阳之气不外行于四肢，故手足冷，此皆太阳在表之证也。心下满，口不欲食，大便硬，此皆太阳传里之证也。太阳之脉不宜细，今竟见脉细者，何也？细为少阴之脉，今以阳而见阴，则阳转微，**此为阳微结，**故见证**必有表之**头汗出、微恶寒、手足冷，**复有里之**心下满、不欲食、大便硬也。由此言之。随证以审脉则可，若舍证以言脉，则同类之可疑者不少。不独脉细为在里，即**脉沉，亦为在里也。**虽然随证审脉，既不可以板拘，而病证互见，又何以自诀？惟于切实处决之。今于头汗出一症，既可定其结为阳微。假令为少阴之纯阴结，不得复有外证，悉入在里，而见痛引少腹入阴筋之证矣。此证犹幸为半在里半在外也。脉虽沉紧，究不得为少阴脏结之病，所以然者，三阴之经络剂颈而还。少阴证不得有头汗，今头汗出，故知为太阳之枢滞，非少阴之脏结也，可与**小柴胡汤**以助枢转，而里外之邪散矣。设外解而里不了了者，胃气不和也，得屎而解。此阳微结之似阴而要不同于阴结者如此。此可变小柴胡汤之法为大柴胡汤。

此一节，言阳微结之似阴，虽见里脉，而究与少阴之纯阴结有辨也。

小柴胡证、大陷胸证既各不同，而痞证更须分别。太阳**伤寒**至五日，为少阴主气之期，六日，为厥阴主气之期。大抵五、六日之间，是少、厥、太三经之交也。太阳主开，呕而发热者，欲从枢外出之象，其余皆为柴胡证悉具，医者不用柴胡，而以他药下之，下之犹幸其不下陷，所具之柴胡证仍在者，可复与柴胡汤。此虽已下之，却不为逆。服药之后，正气与邪气相争，正气一胜，则邪气还表，必蒸蒸而振，蒸蒸者，三焦出气之象；振者，雷击地奋之象；却发热汗出而解，少阳枢转气通于天也。若下之心下满而硬痛者，此为结胸也，宜大陷胸汤主之。但满而不痛者，乃病发于阴，误下之后而成，此为痞，痞证感少阴之热化，无少阳之枢象，柴胡不中与之，宜半夏泻心汤。

此一节，复以小柴胡证、大陷胸证，夹起痞证，言大陷胸不可与，即柴胡亦不可与也。特出半夏泻心汤一方，以引起下文诸泻心汤之义。

半夏泻心汤方

半夏半升，洗　黄芩　干姜　甘草炙　人参以上各三两
黄连一两　大枣十二枚，擘

上七味，以水一斗，煮取六升，去滓，再煮取三升，温服一升，日三服。

　　结胸、痞症，由于误下所致，可知下之不可不慎也。太阳少阳并病，宜从少阳之枢转。医者不知枢转之义，而反下之，逆其枢于内，则成小结胸，心下硬；枢逆于下，则下焦不合而下利不止；枢逆于上，则上焦不纳而水浆不下；枢逆于中，则中焦之胃络不和，故其人心烦。此并病误下之剧证也。

　　此一节，言太阳少阳并病误下之剧证也。

　　受业薛步云云：误下后太少标本，水火之气不能交会于中土。火气不归于中土，独亢于上，则水浆不下，其人心烦；水气不交于中土，独盛于下，则下利不止。此不可用陷胸汤，即小柴胡亦未甚妥，半夏泻心汤庶几近之。

　　知并病之不可以误下也，亦知阴证更不可以误下乎？伤寒病，在表则脉浮而在阴则为紧，浮中见紧者，可以定其为少阴之表证矣。何以言之？少阴篇云：少阴病，得之二三日，麻黄附子甘草汤微发其汗。以二三日无里证，故微发汗是也。医者不知，微发其汗而复下之，其紧初见于浮分者，旋而反入于里，变为沉紧。病发于阴而误下之则作痞，痞之所由来也。但痞与结胸异，彼以按之自硬，此以按之自濡；彼为有形之结痛，此但无形之气痞耳。

　　此一节，申言痞证之因。

　　痞证间有风激水气而成者，自当分别而观。太阳中风，动其寒水之气，水气淫于下则下利，水气淫于上则呕逆。然风邪在表，须待表解者，乃可从里攻之。若其人内水渗溢，则漐漐汗出；水有潮汐，则汗出亦发作有时。水搏则过颡，水激则在山，故为头痛。水饮填塞于胸胁，则心下痞而硬满，又引胁下而作痛。水邪在中，阻其升降之气，上不能下，则干呕；下不能上，则短气，历历验之，知里证之未和。惟此汗出之，不恶寒之另一证者，即于不恶寒中知表证之已解，因从而断之曰：如表解里未知也，以十枣汤主之。

此一节，于痞证外论及太阳中风激动其寒水之气而为痞也。漐，音蛰，汗出如小雨不辍貌。

十枣汤方

芫花熬　甘遂　大戟　大枣十枚，擘

上前三味等分，各别捣为散。以水一升半，先煮大枣肥者十枚，取八合去滓，纳药末。强人服一钱匕，羸人服半钱，温服之，平旦服。若下后病不除者，明日更服加半钱。得快下利后，糜粥自养。

痞证间有汗下虚其阴阳而成者，亦当分别而观。太阳病，在肌腠者宜桂枝汤以解肌。医者误以麻黄汤发汗，徒伤太阳之经而虚其表，遂致发热恶寒，比前较甚。若再用桂枝汤，啜热稀粥法则愈矣。医者不知，因复下之，更伤太阴之脏而虚其里，心下作痞。责之表里俱虚，阴气与阳气并竭，并竭则不交而为痞矣。

且夫阴阳之为义大矣哉！自其浅言之，则气阳也，血阴也；自其深言之，阳有阳气，而阴亦有阴气。阴气为无形之气，随阳气循行于内外，不同于有形之阴血独行于经脉之中也。阴血止谓之阴，阴气谓之为阴亦可谓之为阳。此证无阳则阴独，其理虽奥，医者不可以不明。倘复加烧针，以强助其阳，火气因攻于胸而为烦。土败而呈木贼之色，其面色青黄，脾伤而失贞静之体，其肌肤𥆧动而不安者，难治；今面色不青而微黄，是土不失其本色也。手足温者，犹见土气灌溉于四旁也，病尚易愈。

此一节，言汗下伤阴阳之气而成痞者，不可更用烧针也。

今闽、粤、江、浙医辈，不敢用麻黄汤，而代以九味羌活汤，香苏饮加荆、防、芎、芷、炮姜之类，视麻黄汤更烈。

痞发于阴，实感少阴君火之气而成，故其病心下不通而痞，以手按之，却不硬而濡，此病在无形之气也。诊其脉却不同误下入里之紧。关脉之上浮者，以关上为寸，浮为上升。此少阴君火亢盛之象，以大黄黄连泻心汤主之，泻少阴亢盛之火而交于下，则痞结解矣。

此一节，言痞感少阴君火之气而成，出其正治之方也。此外各泻心法，皆因其兼证而为加减也。

大黄黄连泻心汤方

大黄_{二两}　黄连_{一两}

上二味，以麻沸汤二升渍之须臾，绞去滓，分温再服。

痞为少阴本热火亢，而有复呈太阳本寒为病者，亦须分别。心下痞，为少阴君火内结之证；而复恶寒，乃得太阳本寒之气；而且汗出者，为太阳本寒之甚而标阳又虚，难以自守之象，以附子泻心汤主之。盖以太阳、少阴，标本相合、水火相济，本气中自有阴阳水火，非深明阴阳互换之理者，不可以语此。

附子泻心汤方

大黄_{二两}　黄连　黄芩_{各一两}　附子_{一枚，炮，去皮，破，别煮取汁}

上四味，切三味，以麻沸汤二升渍之须臾，绞去滓，纳附子汁，分温再服。

水火不交，其作痞固也，而土气不能转运者，亦因而作痞。太阳之本寒也，伤寒中风，但见恶寒之本病，不见发热之标病，汗之宜慎，而下更非所宜。医者不知其病止在本，汗后复以承气之类下之，故心下痞，与泻心汤欲泄其阳痞，而痞竟不解。所以然者，汗伤中焦之汁，下伤中官之气，脾虚故也。脾虚不能上升而布津液，则其人渴而口中燥，烦，脾虚不能下行而调水道，则其人小便或短赤或癃闭而不利者，以五苓散主之。

上节言水火不交而成痞，此言土不灌溉而亦成痞也。

脾不和者既因以成痞矣，而胃不和者亦然。伤寒汗出，外邪已解之后，惟是胃中不和，不和则气滞而内结，故为心下痞硬；不和则气逆而上冲，故为干噫。盖胃之所司者，水谷也，胃气和则谷消而水化矣。兹则谷不消而作腐，故为食臭；水不化而横流，故为胁下有水气。腹中雷鸣，下利者，水谷不消，糟粕未成而遽下。逆其势则不平，所谓物不得其平则鸣者是也。以生姜泻心汤主之。

上节言脾不转输而成痞，此节合下节皆言胃不和而亦成痞也。

生姜泻心汤方

生姜四两，切　甘草三两，炙　人参三两　干姜一两　黄芩三两　半夏半升，洗　黄连一两　大枣十二枚，擘

上八味，以水一斗，煮取六升，去滓，再煎取二升，温服一升，日三服。

然而胃不和中，又有误下之虚证。太阳病，或伤寒或中风，不应下者，医反下之，虚其肠胃，则水寒在下而不得上交，故其人下利，日数十行，谷不化，腹中雷鸣；火热在上而不得下济，故其人心下痞硬而

满，干呕，心烦不得安，此上下水火不交之理本来深奥，医者不知，只见其心下痞，谓邪热之病不尽，复误下之，则下者益下，上者益上，其痞益甚。此非热结，但误下以致胃中虚，客气乘虚上逆，故使心下硬也，以甘草泻心汤主之。此交上下者，调其中之法也。

此一节，承上节胃不和言胃中虚之证也。

甘草泻心汤方

甘草四两　黄芩三两　干姜三两　半夏半升，洗　大枣十二枚，擘　黄连一两

以上六味，以水一斗，煮取六升，去滓；再煎取三升，温服一升，日三服。

痞不特上中二焦之为病也，即下焦不和亦能致痞。伤寒，服攻下之汤药，下后则下焦之气下而不上，故下利不止；上焦之气上而不下，故心下痞硬。伊圣泻心汤所以导心下之火热而下交也。服泻心汤已，则心下之痞满既除，而上中之气亦和矣。复以他药下之，则下焦之气益下而不能上，故利不止。医又认为中焦虚寒，以理中汤与之，利益甚。盖理中者，温补脾胃，其效专理中焦，此利不在中焦，而在下焦，当以赤石脂禹余粮汤主之。复利不止者，法在分其水谷，当利其小便。

此一节，言下焦不和以致痞，发千古所未发。

赤石脂禹余粮汤方

赤石脂一斤，碎　　禹余粮一斤，碎

上二味，以水六升，煮取二升，去滓，分三服。

下后致痞，言之详矣，而发汗在吐下之后而成痞者奈何？伤寒吐下后，又发其汗，则夺其经脉之血液而为汗矣。心主血故虚烦，心主脉，故脉甚微，八日值阳明主气之期而从合，九日值少阳生气之期而不能枢转，故心下痞硬，而胁下亦痛。甚至阴虚阳亢，虚气上冲于咽喉，血不上荣头目，时形其眩冒。经脉动惕者，以吐下之后而汗之，则经脉之血告竭，而筋遂无所养也。久而不愈，恐肢体不为我用而成痿。

此一节，虽吐下与汗并言，却重在误汗一边。

汗吐下后病已解，而尚有痞、噫之证未除者，不可不备其治法。伤寒发汗，若吐若下，解后，心下痞硬，噫气不除者，此中气伤而虚气上逆也，以旋覆代赭石汤主之。

此节言治病后之余邪，宜于补养中寓散满镇逆之法。

旋覆代赭石汤方

旋覆花三两　　人参二两　　生姜五两，切　　代赭石一两
大枣十二枚，擘　　甘草三两，炙　　半夏半升，洗

上七味，以水一斗，煮取六升，去滓；再煎取三

升，温服一升，日三服。

下之太早，为结胸，为痞，此证之常也。而证之变者，又当别论。太阳温病、风温证，热自内发，宜用凉散而托解之，不宜下之太早也。下后，虽不作结痞等证，而下之太早，其内热尚未归于胃腑，徒下其屎，不下其热，热愈久而愈甚矣。欲解其热，必不可更行桂枝汤，以热增热。须知温病风温证，为火势燎原而莫戢。若火逼于外，则蒸蒸而汗出；火逆于上，则鼾齁而作喘。内热已甚，而外反见其无大热者，可与麻黄杏子甘草石膏汤，顺其势而凉解之。此下后不干结痞而另有一证也。

此一节，因上下文皆言下后之证，亦姑备此证以参观也。诸本皆疑其错简，或谓其传写之误，然汉季及晋，为时未久，不可与秦以前之书并论。余读书，凡遇有不能晓悟之处，皆自咎识见不到，不敢辄以错简等说自文。

下后表证未解而作痞，不无里寒、内热之分。试言其里寒，太阳病不用桂枝汤解肌，外证未除，医者卤莽而数下之，致虚胃气，虚极则寒。中气无权，既不能推托邪热以解肌，遂协同邪热而下利；利下不止，胃阳愈虚，而阴霾之气愈逆于上，弥漫不开，故心下痞硬。此为表里不解者，以桂枝人参汤主之。

此一节合下节，皆言太阳表里不解而成痞也。弟宾有按：此"协热"二字与别处不同。盖由肌热不从外解，故其方不离桂枝。

桂枝人参汤方

桂枝四两　甘草四两，炙　白术三两　人参三两　干姜三两

上五味，以水九升，先煮四味，取五升；纳桂，更煮取三升，温服一升。日再服，夜一服。

试言其内热，伤寒大下之后，复发其汗，则太阳之气逆于心胸，故心下痞，而恶寒之症仍在者，为表未解也。夫从外而内者，先治其外，后治其内，故不可攻痞，当先解表，必俟不恶寒之表证尽解，乃可以攻其痞。解表宜桂枝汤，攻痞宜大黄黄连泻心汤。

此一节，汪苓友谓其重出，而不知仲师继上节而复言之，以见表之邪热虽同，而里之变证各异。且表里同治，有用一方而为双解之法，双解中又有缓急之分；或用两方而审先后之宜，两方中又有合一之妙。一重复处，开出一新境，不可与读书死于句下者说也。

今试即痞证而总论之，可以从中而解，亦可以从外而解也。伤寒发热，汗出不解，邪结心中，而心下痞硬。然邪虽已结聚，而气机仍欲上腾，故呕吐。不得上出而复欲下行，故呕吐而又下利者，当因其势而达之。达之奈何？用大柴胡汤从中上而达太阳之气于外以主之。治痞者不可谓泻心汤之外无方也。

此一节，所以结痞证之义也。

按：此证宜用大柴胡汤之无大黄者。

又即结胸之证而总论之，以见大小陷胸汤外，又有吐法，以补其所未及也。病如桂枝证，但头不痛，项不强，知其病不在太阳之经脉矣。寸脉主上而微浮，设是风邪，当从胸以及于头而俱痛。今头项如故，惟胸中痞硬，何也？胸中乃太阳出入之地，本寒之气塞其道路故也。气上冲咽喉，喘促而不得自布其鼻息者，此为胸有寒也。经云：太阳之上，寒气主之。寒气结于胸，则太阳之气不能从胸以出，当吐以从高越之，宜瓜蒂散。此可见结胸之证不一。因下而成者固多，因汗而成者亦复不少，不因汗吐下而成者亦有之，因其欲吐不得吐而成者亦有之。其治法亦不专主于大小陷胸汤等方也。

此一节，找足结胸证，言无剩义矣。

瓜蒂散方

瓜蒂一分，熬黄　　赤小豆一分

上二味，各别捣筛，为散已，合治之，取一钱匕。以香豉一合，用热汤七合，煮作稀糜，去滓。取汁，和散，温，顿服之。不吐者，少少加；得快吐乃止。诸亡血虚家，不可与瓜蒂散。

又即脏结之证而总论之，在少阴止为难治，止为不可攻，在厥阴则为不治。病入胁下，平素有痞，其痞连在脐旁，为天枢之位。此脾气大虚而肝气自旺，总为肾家真阳衰败，致胸中之气不布，肝木之荣失养，三阴部分皆虚矣。又值寒邪内入，则脏真之气结而不通。其痛从脐旁引及**少腹**以入阴筋者，以少腹阴筋皆厥阴之部。厥阴为阴中之阴，不得中见之化。**此名脏结，必死。**可知结在少阴，无名火之化者，止曰难治，曰不可攻。以少阴上有君火，犹可冀其生也。结在厥阴，两阴交尽，绝不见阳，必死无疑矣。

此一节，所以结脏结之义也。

病在络与在经者不同，《金匮》既有热极伤络之论矣。太阳之病气在络，即内合于阳明之燥化。**伤寒病，若吐、若下后**，中气受伤，**至七日**，又当太阳主气之期，**八日**又当阳明主气之期，**其病不解**，则太阳之标阳与阳明之燥气相结合而为热。**热结在里，表里俱热**，热伤表气，故**时时恶风**；热伤里气，故**大渴**；感燥热之化，故**舌上干燥而烦**；推其燥而与烦之情形，**欲饮水数升而后快者**，必以白虎加人参汤，清阳明之络热而主之。

张钱塘云：邪之中人，必先于皮毛，次入于肌，次入于络。肺主皮毛，脾主肌，阳明主络。太阳病气在于皮毛，即内合于肺，故麻黄汤所以利肺气；在于肌，即内合于脾，故桂枝汤、越婢汤所以助脾气；在于络，即内合于阳明，故白虎汤所以清阳明之气。然均谓之太阳病者，以太阳为诸阳主气，皮毛肌络皆统属于太阳也。合下共三节，言太阳病在于络，合于阳明，而为白虎之热证也。

此章三节，论燥热火之气；下章风湿相搏两节，论风寒湿之气。所谓《伤寒论》一书，六气为病之全书也。

伤寒病，太阳之标热合阳明之燥气，热盛于内，而外反无大热。阳明络于口，属于心，故口燥渴而心烦。太阳循身之背，阳明循身之面，热俱并于阳明，则阳明实而太阳虚矣。可即于其背之微恶寒者，以知为阳明之燥热益盛焉，白虎加人参汤所以主之。

虽然解络热者，白虎为其所长，而表热则不可以概用。伤寒脉浮，发热无汗，其表不解者，与络无也，不可与白虎汤；若渴欲饮水，为热极伤络，可以直断其无表证者，以白虎加人参汤主之。

此申明白虎汤能解络热，而不能解表热也。受业侄道著按：白虎证其脉必洪大，若浮而不大，或浮而兼数，是脾气不濡，水津不布，则为五苓散证。

魏子千曰：入于肌络者，宜桂枝汤；肌气之在里者，宜越婢汤；络气之入里者，宜白虎汤。

太阳少阳并病，心下硬，颈项强而眩者，是太阳之病归并于少阳。少阳证，汗下俱禁。今在经而不在气，经则当刺大椎、肺俞、肝俞，以泄在经之邪，慎勿下之。小结胸篇戒勿汗者，恐其谵语；此戒勿下者，恐其成真结胸也。

此三节，言太阳合并于少阳而为病也。

同学周镜园曰：此言太少并病证，在经脉不在气化，病经脉者当刺。少阳经脉下颈合缺盆，太阳经脉还出别下项，故颈项强。太阳起于目内眦，少阳起于目锐眦，故目眩。太阳之经隧在膀胱，其都会在胸肺；肺脉还循胃上口，上通心膈之间；胆脉由胸贯于膈，脉络不和则心下硬。故刺大椎，以通经隧之太阳；刺肺俞，以通都会之太阳；又刺肝俞，以通少阳之脉络。谆谆戒以勿下者，以病在经脉，宜刺不宜下也。

合病又与并病不同。并病者，彼并于此；合病者，合同为病也。太阳与少阳合病，太阳主开，少阳主枢。今太阳不能从枢以外出，而反从枢而内陷，其自下利者，内陷之故，与黄芩汤清陷里之热，而太阳之气达于外矣；若呕者，乃少阳之枢欲从太阳之开以上达，宜顺其势而利导之，用黄芩加半夏生姜汤，宣其逆气而助其开以主之。

黄芩汤方

黄芩三两　甘草二两，炙　芍药二两　大枣十二枚，擘

上四味，以水一斗，煮取三升，去滓，温服一升，日再、夜一服。若呕者，加半夏半升、生姜三两。

太阳之病既归并于少阳，则以少阳为主矣。然亦知少阳三焦之气游行于上中下者乎？上焦主胸，中焦主胃，下焦主腹。伤寒，胸中有热，逆于上焦也；胃中有寒邪之气，逆于中焦也；腹中痛，逆于下焦也；

欲呕吐者，少阳三焦之气逆于上中下之间，欲从枢转而外出也。治宜取小柴胡转枢之意而加减之，俾于寒热宣补，内外上下，丝丝入扣则愈，以黄连汤主之。

黄连汤方

黄连　甘草炙　干姜　桂枝去皮，各三两　人参二两半夏半升，洗　大枣十二枚，擘

上七味，以水一斗，煮取六升，去滓，温服一升。日一服，夜二服。

风湿相搏，有从伤寒所致者，其证奈何？**伤寒八日，当阳明主气之期；九日，当少阳主气之期**，宜从少阳之枢而外出矣。乃不解而复感风湿，合而**相搏**，寒邪拘束，故身体疼；风邪煽火，故心烦；湿邪沉著，故不能自转侧；邪未入里，故不呕、不渴。脉浮虚而涩者，以浮虚为风，涩则为湿也。此风多于湿，而相搏于外，以桂枝附子汤主之。若患前证，其人脾受湿伤，不能为胃行其津液，故大便硬，愈硬而小便愈觉其自利者，脾受伤而津液不能还入胃中故也。此为湿多于风，而相搏于内，即于前方去桂枝加白术汤主之。湿若去，则风无所恋而自解矣。

此节合下节，皆言风湿相搏之病也。但此节宜分两截看："风湿相搏"至"桂枝附子汤主之"作一截，言风湿相搏于外也；"若其人"至"去桂枝加白术汤主之"又作一截。言风湿相搏于内也。要知此节桂枝附

子汤是从外驱邪之表剂，去桂加白术汤是从内撤邪之里剂，下节甘草附子汤是通行内外之表里剂也。

桂枝附子汤

桂枝四两，去皮　附子三枚，去皮，炮，破八片　生姜三两，切　甘草二两，炙　大枣十二枚，擘

上五味，以水六升，煮取二升，去滓，分温三服。

桂枝去桂加白术汤方

白术四两　甘草二两，炙　附子三枚，炮　大枣十二枚，擘　生姜三两，切

上五味，以水六升，煮取二升，去滓，分温三服。初一服其人身如痹，半日许复服之，三服都尽，其人如冒状，勿怪。此以附子、术并走皮内，逐水气未得除，故使之尔。法当加桂枝四两（此本一方二法也）。

风湿相搏之病，见证较剧者，用药又宜较缓。风湿相搏，业已深入，其骨节烦疼，掣痛不得屈伸，近之则痛剧，此风寒湿三气之邪阻遏正气，不令宣通之象也。汗出短气，小便不利，恶风不欲去衣，或身微肿者，卫气、营气、三焦之气俱病，总由于坎中元阳之气失职也。务使阳回气暖，而经脉柔和，阴气得煦，而水泉流动矣，以甘草附子汤主之。

此一节，承上节言风湿相搏病尚浅者，利在速去；深入者，妙在缓攻。恐前方附子三枚过多，其性猛急，

筋节未必骤开，风湿未必遽去，徒使大汗出而邪不尽耳。故减去一枚，并去姜、枣，而以甘草为君者，欲其缓也。

此方甘草止用二两而名方，冠各药之上，大有深义。余尝与门人言，仲师不独审病有法，处方有法，即方名中药品之先后，亦寓以法，所以读书当于无字处著神也。

受业门人答曰：此方中桂枝视他药而倍用之，取其入心也。盖此证原因心阳不振，以致外邪不撤，是以甘草为运筹之元帅，以桂枝为应敌之先锋也。彼时不禁有起予之叹，故附录之。

甘草附子汤方

甘草二两，炙　附子二枚，炮，去皮，破　白术二两　桂枝四两

上四味，以水六升，煮取三升，去滓，温服一升，日三服。初服，得微汗则解。能食，汗止复烦者，服五合。恐一升多者，宜服六七合为始（此言初服之始）。

是故不知证者，不可以言医；不知脉者，亦不可以言医，脉之不可不讲也。脉之紧要者，散见各证之中，不能悉举也，亦不必赘举也。然太阳总诸经之气，而诸脉之同者异者、似同而实异者、似异而实同者，有同中之异、异中之同者，虽曰不可言传，而亦无不

可以意会矣。今欲举一以为隅反，即以太阳**伤寒**言之：
太阳本寒而标热，若诊其脉象浮滑，浮为热在表，滑
为热在经，**此为表有标热，便知其里有本寒**，《内经》
所谓凡伤于寒，则为热病是也。宜以白虎汤主之。凭
脉辨证之一法也，从此而比例之，思过半矣。

张钱塘云：上八节以风寒湿热燥火之气，结通篇
太阳之病，以见伤寒一论六淫之邪兼备，非止风寒也。
此三节以浮滑结代之脉象，结通篇太阳之脉，以见太
阳总统诸经之气，而诸脉之死生，亦俱备于太阳中也。

白虎汤方

知母六两　　石膏一斤，碎　　甘草二两　　粳米六合

上四味，以水一斗，煮米熟汤成，去滓，温服一
升，日三服。

浮滑恒脉之外，又有剧脉曰结，危脉曰代，不可
不知。**伤寒之脉，何以结代**？非洞悉乎造化阴阳之本
者，不可与言。盖脉始于足少阴肾，生于足阳明胃，
主于手少阴心。少阴之气不与阳明相合，阳明之气不
与少阴相合，上下不交，血液不生，经脉不通，是以
心气虚常作动悸，以炙甘草汤主之。补养阳明，从中宫
以分布上下。

陈师亮曰：代为难治之脉，而有治法者何？凡病
气血骤脱者，可以骤复；若积久而虚脱者，不可复。
盖久病渐损于内，脏气日亏，其脉代者，乃五脏元气

之候。伤寒为暴病，死生之机在于反掌，亦有垂绝而亦可救者。此其代脉，乃一时气乏，然亦救于万死一生之途，而未可必其生也。

炙甘草汤方

甘草四两，炙　生姜三两，切　桂枝三两，去皮　人参二两　生地黄一斤　阿胶二两　麦门冬半升　麻子仁半升大枣三十枚，擘

上九味，以清酒七升，水八升，先煮八味，取三升，去滓；纳胶烊消尽，温服一升，日三服。一名复脉汤。

其结代之脉状何如？结能还而代不能还也。脉按之来缓，不及四至，而时一止复来者，是阴气结，阳气不能相将，此名曰结。然不特缓而中止为结，又脉来动而中止，更来小数，中有还者反动，是阴气固结已甚，而阳气不得至，故小数而动也，亦名曰结，此为阴盛也。结脉之止，时或一止；其止却无常数。若脉来动而中止，止有常数，既止遂不能自还，阳不能自还而阴代之，因而复动者，俨如更代交代之象，名曰代。此独阴无阳也。得此脉者，必难治。此毫厘之分，学者于此判之，指下则可言脉矣，岂独太阳已哉！

此一节，复申明结代之脉状，毫厘千里，务分仿佛中也。

卷　四

辨阳明病脉证篇

问曰：病有太阳阳明，有正阳阳明，有少阳阳明，何谓也？答曰：太阳阳明者，盖以阳明之上，燥气主之。本太阳不解，太阳之标热合阳明之燥热，并于太阴脾土之中。脾之津液为其所烁而穷约，所谓脾约是也。正阳阳明者，盖以燥气者，阳明之本也。天有此燥气，人亦有此燥气。燥气太过，无中见太阴湿土之化，所谓胃家实是也。少阳阳明者，盖以少阳之上，相火主之。若病在少阳，误发其汗，误利其小便已，则水谷之津液耗竭，而少阳之相火炽盛，津竭则胃中燥，火炽则烦而实，实则大便难是也。

此一节，言阳明有太、少、正之分也。

何谓正阳阳明之为病？燥气为阳明之本气，燥气盛于上，则胃家实于内，一言以蔽之曰：胃家实是也。

此复申明正阳阳明之为病也。按沈尧封云：此是阳明证之提纲。后称"阳明证"三字，俱有胃家实在内。"胃家实"言以手按胃中实硬也。如大陷胸证，按之石硬，即名实热；栀子豉证，按之心下濡，即名虚烦。夫心下俱以濡硬分虚实，何独胃中不以濡硬分虚实乎？此说与柯韵伯之论相表里，虽非正解，亦可存参。

问曰：何缘得太阳阳明病？答曰：太阳之津液从胃腑水谷而生。患太阳病，若发汗，若下，若利小便，此皆亡胃中之津液。胃中无津液而干燥，其太阳未解之邪热，因转属于阳明。其不更衣，为肠内之实，肠内既实，其大便必难通而闭塞者，此名太阳转属之阳明也。

此一节，承上章太阳阳明病而言也。然重申胃家实之旨，是阳明病总纲。

问曰：有诸中者形于外，阳明病外证云何？答曰：胃热之外见者，肌肉之中蒸蒸然。热达于外，名曰身热，与太阳之表热不同也。热气内盛，濈濈然汗溢于外，名曰汗自出，与太阳之自汗不同也。表寒已解，故不恶寒，里热已盛，故反恶热也。只因有胃家实之病根，即见热盛汗出之病证，不恶寒反恶热之病情。内外俱备，方是阳明之的证。

此一节，补出阳明外证，合上节为一内一外之总纲。

问曰：身热不恶寒，既得闻命矣。今阳明病有始得之一日，不发热而恶寒者，何也？答曰：阳明主金气，金气微寒也，邪初入，故恶寒；及邪既入于肌肉之分，即从热化。虽得之一日，不待解散而恶寒将自罢，燥气内出，即自汗出而恶热也。此阳明之的候也。

此承上文不恶寒反恶热而言也。但上文言阳明自内达外之表证，此言风寒外入之表证。

问曰：阳明病未经表散，其恶寒何故自罢？答曰：阳明与他经不同，以其居中主土也。中土为万物所归，故凡表寒里热之邪，无所不归，无所不化，皆从燥化而为实，实则无所复传。一日表气通于太阳，其始虽颇恶寒，而二日为阳明主气之期，正传而邪亦传。正再传，而邪有所归而不再传，故恶寒自止，此胃家实所以为阳明病之根也。

此复设问答以明恶寒自罢之故，并指出胃家实之根也。

过汗亡津液而转属阳明者固多，而汗出不彻与不因发汗者，亦有转属之证。本太阳病，初得病时发其汗，汗先出不彻，其太阳标热之气不能随汗而泄，而即与燥气混为一家，因此而转属阳明也。此外更有伤寒发热无汗，其时即伏胃不和之病机。呕不能食，不因发汗而反汗出濈濈然者，水液外泄则阳明内干，是转属之外又有一转属阳明之证也。

上文历言阳明本经之自为病，此复申明太阳转属阳明之义，除过汗亡津液外，又有此汗出不彻而转属、不因发汗而转属，合常变而并言之也。

三日为少阳主气之期，病固宜乘其气而枢转外出矣。今伤寒三日，现阳明证而脉大。如为邪归中土，无所复传，是不能从少阳之枢而解也。

〔述〕自此以上六节，论阳明之气主表而外合太阳，主里而内关津液之义也。按此即高士宗所谓读论者，因证而识正气之出入，因治而知经脉之循行，则取之有本，用之无穷矣。

阳明与太阴，正气相为表里，邪气亦交相为系。伤寒，阳明脉大，今浮而缓；阳明身热，今止手足自温者，是为病不在阳明，而系在太阴。太阴者，湿土也。湿热相并，身当发黄，若小便自利者，湿热得以下泄，故不能发黄。至七日已过，为八日值阳明主气之期，遂移其所系，而系阳明。胃燥则肠干，其大便无有不硬者，此为阳明病也。

此节合下节，明阳明与太阴相表里之义也。

伤寒由太阴而转系阳明者，其人不特大便硬，而且濈然微汗出也。

此承上节而补言阳明之汗出，即上章所云外证俱在其中矣。

阳明不特与太阴表里，而且与太阳、少阳相合。阳明中风，不涉于本气之燥化，而涉于少阳之热化，故口苦咽干；复涉于太阴之湿化，故腹满微喘；又涉于太阳之寒化，故发热恶寒。阳明脉本浮大，以阳明协于太阳，故脉象浮中不见大而见紧。浮紧之脉，宜从汗以解之，若误下之，阳邪内陷于中土，则中土不运而腹增满，少阳之三焦不能决渎，复增出小便难之新证也。

〔述〕 此言阳明之气不特与太阴为表里，抑且中合于少阳，外合于太阳也。

阳明本经自患之病，未曾久留太阳经而化热者，风自为风，寒自为寒，可于食辨之：若能食，名中风，以风能鼓动阳明之气也；不能食，名中寒，以寒能闭拒阳明之气也。然此特初病则然，久则为实满等证，虽能食者，亦归于不能食矣。

此一节，以食而辨风寒之气，即以食而验阳明之胃气。因正而辨邪，因邪而识正，善读者，能会心于文字之外则得矣。

试论中寒，阳明病，若中寒，阴寒过甚，不得本气燥热之化，则谷不消而不能食，水不化而小便不利。四肢为诸阳之本，胃阳虚而津液外泄，故手足濈然汗出。此欲作大便固而仍不固，欲作大瘕泄而仍不瘕，燥气用事必大便初硬，寒气用事而后半即溏。所以然者，以胃中冷，水谷不能泌别故也。

此言阳明中寒也。

试论中风，阳明中风之病，胃为阳土，风为阳邪，两阳相得，故初病时欲食，即此可以定其为中风矣。然病在阳明，小便当利，大便当硬，今小便反不利，大便反自调，是津液尚还入于胃中。但不得少阴之癸水以相合也。少阴主骨节，而不能上合于阳明，故其人骨节疼，且骨节合于肌肉之间，翕翕如有热状，似此阳不遇阴，病难自解。乃**奄然烦躁而发狂，濈然汗出而解者**，此少阴癸水之阴气不胜阳明谷神之阳气，两不相敌者忽而两相合，遂与作汗而共并，即战栗汗解之义也。**脉若转迟而为紧则愈**。盖以紧则为阴，阴气复而阳气平，戊癸合矣。

此言阳明中风也。

阳明病，欲解时，从申至戌上。盖阳明旺于申酉，病气得天时之助也。然此言阳明之表证，从微汗而解。若胃家实之证，值旺时更见发狂谵语矣。

此言阳明欲解之时，作一小结也。

阳明病，虽以胃家实为大纲，而治者当刻刻于虚寒上著眼。**阳明病，胃气实**则能食，**今不能食，可以**知其胃气之虚矣。医者**反攻其热，则**虚不受攻，寒复伤胃，**其人必哕，所以然者，胃中虚冷故也**。此胃气存亡之关头，不得不再为叮咛曰：**以其人胃气本虚，故攻其热必哕**。

此一节，言阳明中气虚寒之为病也。

胃气虚，则不能淫精于经脉。**阳明病，脉**宜大而**反迟**，是经脉不能禀气于胃也。《内经》云：食气入胃，浊气归心，淫精于脉，脉气流经。可知食气散于各经之中，自不厌其饱；若不能散达，止留滞于胃，故**食难用饱**。饱则浊气归心，不淫于脉流于经，所以**微烦**。不但此也，且不能循经上行而**头眩**，不能循经下行必见**小便难**。上下不行，则留滞于中为腹满，此欲作谷疸，黄疸病也。虽已下之，而腹满如故，所以然者，以胃虚不能淫精于经脉，脉迟故也。

此一节，言食气入胃，胃虚不能淫精于经脉也。

胃气虚，则不能输精于皮毛。阳明病，法当多汗，今反无汗，其身痒如虫行皮中状者，此以胃气久虚，不能输精于皮毛故也。《内经》云：输精皮毛，毛脉合精，行气于腑。可知内而经脉，外而皮毛，皆禀气于胃，胃虚皮毛经脉俱无所禀矣。

此一节，言胃气虚不能输精于皮毛也。

阳明居中土，主灌溉于上下、内外、四旁也。兹先言中寒气逆于上。阳明病，法当多汗，而反觉无汗而小便利，寒气中于里而水液下行也。至二日主气之期，以及三日不拘日数，但觉呕而咳，即《内经》所谓邪中于膺，则下阳明是也。手足厥者，胃阳虚寒，其气不能敷布于四肢。《内经》云：阳明之脉循发际至头颅。阳明寒气牵连正气而上逆，故必苦头痛；若不咳，不呕，手足不厥者，为寒气已除。而阳明正气既能四布，即不上逆，故头不痛。

此节言阳明之气合寒气而上逆于头，不能灌溉于四旁也。凡言邪即以言正，言正即以言邪，为读仲师书第一要法。余于数节，必重申之，不厌于复也。

〔述〕此章凡四节，论阳明居中土，主灌于上下、内外、四旁也。

再言中风气逆于上。阳明病，其证不一，然他证无论，**但头旋目眩**，此证不在阳明提纲之内，且有阳有阴有寒有热，从何处辨起？惟不恶寒，知病属阳明，而不属阴经矣。前云阳明病若能食名中风，故吾即于其**能食**，知为阳明胃热，而非阳明胃寒矣。由是热气上冲，肺受火烁而发咳，咳极其人必咽痛；若热不上干于肺而不咳者，咽亦不痛。

此一节，言阳明之气合风热而上逆于咽，不得流通于下也。

程扶生云：阴邪下利，故无汗而小便利；风邪上行，故不恶寒而头眩。寒而呕不能食，风则能食；寒则头痛，风则咽痛，是风寒入胃之辨也。

按：虽本章之意不重在此，而亦不可不知。

咳出于肺，当云喉咙痛，今胃热甚则咽痛，二者相连，气必相侵。

更有郁于中土之证。阳明病，其气不能外达于皮毛则无汗；不下输于膀胱则小便不利。心中懊侬者，中土郁而成热，热气为烦也。郁于中即现于外，身必发黄。

此节合下节，皆言阳明之气郁于中土，不得外达而下输也。

郁于中土，若误火更益其热，阳明病，医者不知所以无汗之故，以火强迫其汗，热邪**被火**，周身之气燥极，而热不外越，但上攻于额上而微汗出，又不得下泄而兼小便不利者，湿热相搏，亦**必发黄**。

此节即上节所言发黄之证，借被火以言其更甚也。凡误服羌、独、荆、防及姜、桂、乌、附之类，皆以被火概之。阳明之脉，起于鼻，行发际至额颅。

阳明原主里病，今诊其脉浮而紧者，仍见太阳表实无汗之脉。阳明被太阳之寒邪外束，则阳气不能宣发而为热，故必乘其所旺申酉时而潮热，如潮水之发作有定时。若脉但浮而不紧者，是见太阳表虚自汗之脉。阳明被太阳之风邪外涣，则阳气尽浮于表，及卧而阴血归肝之顷两不相顾，必为浮阳盗去而汗出。

〔述〕此三节，言阳明主里，复外合于表气、内通于经脉、复还于胃中也。

阳明之脉，起于鼻，交额中，还出挟口。今阳明燥热之病，其口无不干燥，若热止在于经，其人但欲以口漱水，济其经热。漱毕吐去而不欲咽下者，热不在胃故也。阳明气血俱多，经中热甚则逼血妄行，因此必发其衄。

此言阳明之津液通于经脉而为衄也。

阳明病，本自汗出，医更重发汗，外热之病已差，而内尚微烦不了了者，此大便必硬故也。津液为胃所主，以发汗亡其津液，胃中干燥，故令大便硬。今姑不问其大便，当问其小便日几行。若汗出，本日小便日三四行，今于微烦之日止再行，故知大便不久自出，盖以大小便皆胃腑津液之所施也。今为小便数少，以津液当复还入胃中，故知不久必大便也。此胃腑实，大便硬，亦有不必下者，医人不可不知也。

此言阳明之津液复还于胃中也。

阳明证，既知有不必下者，更当知有不可下者。伤寒呕多，为阳明胃气之虚，胃气既虚，虽有阳明燥热之证，切不可攻之。

此一节，言胃气虚者不可下也。

〔述〕阳明有胃气，有悍气，有燥气。胃气者，柔和之气也；悍气者，慓悍滑利，别走阳明者也；燥气者，燥金之气也。病在悍气者可攻，病在燥气者可攻，病在胃气者不可攻，病在燥气而胃气虚者亦不可攻。故此三节，俱言不可攻也。

按：师言其不可，非坐视而不救也，必有所以可者，在正面、旁面、对面，皆可以悟其治法。若常器之《补亡论》，必处处补出方治，无论其搔不着痒也。即有偶合之处，反令鸢飞鱼跃，水流花放，活泼文章，俱成糟粕。长洲汪苓友多宗其说，何其陋欤？

阳明病，外有身热，自汗出，不恶寒，反恶热之证，便知其内为胃家实之证。但胃家实，只指不下利而言，务宜活看，亦知其实处即是虚处。若心下硬满者，止在心下，尚未及腹；止是硬满，而不兼痛。此阳明水谷空虚，胃无所仰；虚硬虚满，不可攻之。若误攻之，则谷气尽而胃气败，利遂不止者死；若其利能自止者，是其人胃气尚在，秽腐去而邪亦不留，故愈。

此一节，言虚而假实者不可下也。

受业薛步云按：心下为阳明之膈，膈实者腹必虚。气从虚闭，是阳明假实证，攻之是为重虚。

《内经》云：中于面，则下阳明，以阳明之脉上循于面故也。阳明病，通面合见赤色，为阳气怫郁于表，不可攻之。若误攻之，胃气徒虚，津液大耗，热不得越，故必复发热，面色之赤者，亦变为色黄。《内经》云：三焦膀胱者，腠理毫毛其应。以三焦主腠理，膀胱应皮毛。今郁热在表，三焦失其决渎之官，膀胱失其气化之职，小便不利，为发黄之根也。

此一节，言外实内虚者不可下也。

不可攻者既明，而可攻者更不可以不讲。阳明病，不吐不下，可知其胃气不虚也。心烦者，以胃络上通于心，阳明之燥火与少阴之君火相合故也。胃气虽曰不虚，却是不和，可与调胃承气汤以和之。

此一节，言阳明胃腑不和，宜与调胃承气也。

〔述〕此三节皆言可攻之证，而又以明三承气之各有所主也。

阳明病，脉迟，为阳邪入于里阴。然止言脉，犹不足凭也，必以汗出，知阳热之内蒸。然止言汗，亦不足凭也。虽汗出，为阳热之内蒸，而表未罢者，亦恒多汗出之症，必以不恶寒者，定其表证之已罢。然表证已罢，尤当再验其里证。阳明主肌肉，邪在表阳，则身轻易以转侧；若入于里阴，则其身必重。邪结于中，必碍呼吸而短气，腹满难以下通，势必上逆而为喘，此已属大承气证矣。然犹必身热变为潮热，知其热邪尽入于胃，乃可以指其实在。曰：有潮热者，此外欲解，可攻里也。又必通身热蒸之汗，变为手足濈然之汗，热与汗俱敛，止露出胃所主之四肢，为本证真面目，乃可指其实在。曰手足濈然而汗出者，此大便已硬也，以大承气汤主之。若其人汗出虽多，微发热恶寒者，外未解也，不可攻里。即不恶寒，而其热不潮，为胃未全实，未可与大承气汤，若其人腹大满，大便不通者，凡不见潮热之证，止可与小承气汤微和胃气，勿令大泄下。

大承气汤方

大黄四两，酒洗　　厚朴半斤，炙，去皮　　枳实五枚，炙
芒硝三合

上四味，以水一斗，先煮二物，取五升，去滓，纳大黄，更煮取二升，去滓，纳芒硝，更上火微煮一两沸，分温再服。得下，余勿服。

武陵陈氏云：方名承气，殆即"亢则害，承乃制"之义乎？亢极反兼胜己之化，承者以下承上也。夫天地一理，万物一气，故寒极生热，热极生寒，物穷则变，未有亢极而不变者。伤寒邪热入胃，津液耗，真阴虚，阳盛阴病。所谓阳盛阴虚，汗之则死，下之则愈。急以苦寒胜热之剂，救将绝之阴，泻亢盛之阳，

承气所以有挽回造化之功也。然不言承亢，而言承气，何哉？夫寒热流转，不过一气之变迁而已。用药制方，彼气机之不可变者，力难矫之。亦第就气机之必变者，而一承之耳。设其气有阳无阴，一亢而不可复，则为脉涩、直视、喘满者死。何则？以其气机已绝，更无可承之气也。由是言之，圣人虽尽人工之妙，止合乎天运之常耳，不云承气而云何？

　　按：陈氏此注，必须熟读。

小承气汤方

大黄四两　　厚朴二两，炙，去皮　　枳实三枚大者，炙

　　上三味，以水四升，煮取一升二合，去滓，分温二服。初服汤当更衣，不尔者尽饮之；若更衣者勿服之。

　　胃合海水，无病之人亦日日有潮，但不觉耳。病则气随潮而发现于外。故凡阳明病，必审其有潮热，又大便微硬者，方可与大承气汤，若大便不硬者，即不可与之，切勿概以潮热为可攻也。然而，大便又不可尽信也。若其人不大便已六七日，未敢必其果有燥屎与否？恐有燥屎，欲知之法，少与小承气汤，汤入腹中，下转而失气者，此有燥屎，乃可以大承气攻之；若不转矢气者，为胃气之虚，此但初头硬，后必溏，不可攻之，攻之则胃气愈虚，必胀满不能食也。试观胃虚之人，渴欲饮水者，与水则哕。水且不宜于胃，

而况攻下乎？据而言之，凡得攻而潮热已退，其后复发潮热者，必大便复硬，但溏者既去，则所留者虽硬而甚少也，止须复以小承气汤和之。然亦必须转矢气者，乃可再投；若仍不转矢气者，并小承气且难再投，慎不可径用大承气以妄攻也。

此言大承气便硬，小承气行燥屎，各有所主，而胃气虚者，慎不可攻也。

阳明谵语，其中有虚实之不同、生死之各异者，不可不知。夫阳明病，实则语皆狂乱，名曰谵语；虚则聆其所语，如郑国之声而不正，轻微重复，名曰郑声。郑声，即重语也。盖谵语原非死证，而邪气入脏，以致精气不荣于目，至直视而谵语则危矣。更加喘满者，脾肺不交，而气脱于上，主死，及下利者，脾肾不固而气脱于下，亦主死。

此章统论谵语各证之治法也。谵语之时，聆其声有不正之声，轻微重复之语即是郑声。注家分而为两，皆相沿之误也。故止首节提出郑声，而后无郑声之证。

有亡阳而谵语者。汗为心液，心为阳中之太阳，发汗多，则心液虚矣。若重发汗者，心液为阴，阴虚于内，则心主之阳无所附，而遂亡于外矣。亡其阳，则神气亦昏而谵语。脉乃血脉，脉短者，心液亡，心气绝，故死；若脉不短，而且自和者，病虽剧亦不死。

此言亡阳谵语也。

有亡阴谵语者。伤寒，若吐若下后不解，其阴液亡矣。阴液亡，故不大便，五六日上至于十余日。阳明旺于申酉之间，其时名为日晡所，邪气随旺时而发潮热，且全显出本来燥气之象而不恶寒，且热甚神昏，无问答而一人独语，无所见而如见鬼状。若剧者，神识不为我用，发则不识人。阳奔于外而躁扰，故循衣摸床；阴孤于内而无所依，故心惕而不安；阳脱于上，故微喘；精不荣于目，故直视。此阳热甚而阴液亡，其生死只在一瞬之间，须于脉候决之。弦为阴脉，若脉弦者，为阴气未绝，可生；涩则无血，若脉涩者，为阴血已竭，必死。而苟病势尚微者，无以上之剧证，但见发热谵语者，以大承气汤主之。若一服利，即止后服。盖以大承气用之得当可以养阴，不当亦所以亡阴也。可不慎欤！

此言亡阴谵语也。

按：柯氏云：吐下后不解，病有微剧之分。微者是邪气实，当以下解；剧者邪正交争，当以脉断其死生。弦者是气实，不失为下证，故生；涩者是正气虚，不可更下，故死。生死二字，从治病者看出，又是一解，却是正解。

有亡津液而谵语者。阳明燥热之气为病，其人多汗，以津液外出，以致胃中干燥，大便必硬，硬则胃气不和而谵语，以小承气汤主之。若一服谵语止，更莫复服。

此言亡津液而谵语也。

　　然其中虚实之辨，当专辨其脉。阳明病，其作谵语，有虚有实。若发潮热，脉滑而疾者，此阳明里实也，以小承气汤主之。然服之多寡，亦因其证为进退，先与承气汤一升，服后腹中转矢气者，更服一升；若不转矢气，勿更与之。设明日不大便，脉反变滑疾为微涩者，微则气衰，涩则血少，此里虚也。邪盛正衰，法为难治，热邪虽盛，亦不可更与承气汤也。

　　此以脉而辨谵语之虚实。前欲与大承气，以小承气为法；今欲与小承气，即以小承气先与为试法，可见古人之谨慎如此。

　　按：柯氏云：势若不得不通者，可用蜜导。虚甚者，与四逆汤，阴得阳则解矣。愚以救逆当临时审其所急，不可预有成见。

　　且有在胃在肠，亦须分别。《内经》云：胃病则肠虚，肠满则胃虚。阳明病，若谵语，有潮热，反不能食者，胃满也，胃满则胃中必有燥屎五六枚也。若谵语潮热而能食者，肠满也，肠满则胃无燥屎，故但大便硬尔，俱宜大承气汤下之。

　　〔述〕此以能食、不能食以验谵语，有燥屎、便硬之不同，而又以明肠胃更虚、更满之义也。

　　胃主纳谷，胃满则不能容谷，故不能食；肠主变化，肠满则难于变化，故但硬。然肠虽满而胃则虚，故又能食。

　　间有热入血室而谵语者，以冲任二脉为血室皆起于胞中，与阳明合故。阳明病，热逼于经，故必下血。血者神也，下血而即**谵语者**，血脱神昏也。**此为热入血室**。何以为血室？男女皆有之，在男络唇口而为髭须，在女月事以时下是也。**但头汗出，而别处不到者**，血下夺则无汗，热上扰则汗蒸也。肝统诸经之血，刺肝之期门，随其实而泻之，俾热从血室而外出于皮肤，濈然汗出则愈。

此言下血谵语也。

间有因风致燥而谵语者，奈何？夫汗多亡液，以致胃燥谵语固也。今汗出不见其多，而亦谵语者，以有燥屎在胃中，**此为风也**。谓风木之邪干于中土，风燥而非热燥也。燥实必须议下之，然亦俟其过经，俾有余不尽之风邪悉归胃中，并于燥屎，乃可下之。下之若早，风性涣动，善行数变，内伤神气，其语言必乱。以风邪尽入于里，邪盛则实，此为**表虚里实故也**。盖风燥症，俟过经宜下，下早以致里实证亦宜下。统其法曰下之则愈，统其方曰**宜大承气汤**。

此言风木之邪，燥其津液，而为谵语也。

攻里太早，致里实而谵语者，言之详矣。而攻表失法，致里实而谵语者，亦可并举而相参。**伤寒四日，为太阴主气之期，五日为少阴主气之期**，病邪随经气而内入则**脉沉**，太阴、少阴之气不相生而为喘满。沉为在里，而反发其表汗，则胃腑之津液越出，大便遂燥结为难。误发汗致其表虚，大便难，成为里实，其虚灵不昧之天君，因邪实而失其灵，实日增实，久则谵语。

此承上节表虚里实而补出寻常里实之因，以备互证也。

谵语亦有三阳合病者，太阳、阳明、少阳三阳合而为病。腹满，阳明经热合于前也；身重，太阳经热合于后也；难以转侧，少阳经热合于侧也。三证见，而一身之前后左右俱热气弥漫矣。口不仁而面垢，热合少阳之腑也；谵语，热合阳明之腑也；遗尿，热合太阳之腑也。三证见，而身内之上中下俱热气充塞矣。大抵三阳主外，三阴主内。阳实于外，阴虚于内，故不可发汗，以耗欲竭之阴，若发汗则谵语。阳浮于外，则阴孤于内，故不可下夺，以伤其欲脱之微阳。若下之则额上生汗，手足逆冷。医者审其未经汗下之误，兼治太阳、少阳，不如专顾阳明。若自汗出一证者，从阳明而得太阳、少阳之总归，白虎汤主之。苟非自汗出，恐表邪抑寒，亦不敢卤莽而轻用也。

此言三阳合病而为谵语也。

谵语亦有二阳并病者。太阳、阳明二阳并病，太阳病气俱已归并于阳明，无复有头痛、恶寒之表证，则为太阳证罢。但见有发潮热，手足漐漐汗出，大便难而谵语者，皆阳明结邪之里证也，下之则愈，宜大承气汤。

此言二阳并病而为谵语也。

　　阳明表证少而里证多，下法之外，发汗尚宜详慎，而温针更无论矣。然而病兼表里，又另有其法。阳明病在表，其脉则浮，而涉于里则又紧。咽连胃脘，脾开窍于口，阳明与太阴相表里，邪气相侵，故咽燥口苦；手太阴肺主天，足太阴脾主地，地气不升，天气不降，故腹满而喘，此病阳明之里也。发热汗出，不恶寒反恶热，已详本篇之首，此病阳明之表也。土气不和，则为身重，此阳明之表里俱病也，可转其机为两解之法。若误发其汗，则伤肾液而躁，伤心液而愦愦，阴液既伤，则阳邪益炽，故病反增谵语。若误加烧针，则经脉受伤，必见怵惕，水火不交，则为烦躁不得眠。若下之，则胃中空虚，客气乘虚而动膈，又从膈而上乘于心，故心中懊侬。舌为心苗，舌上有胎者，热甚而为邪气所郁之象也。宜栀子豉汤，导火热以下降，引阴液以上升以主之。

　　此言阳明病兼表里，非汗、下、温针所能治也。

　　然栀子豉汤止热邪乘心之剂也，恐不能兼清阳明经气之燥热，若前证外更加渴欲饮水、口干舌燥者，为阳明经气之燥热也，又宜白虎加人参汤主之。

　　此承栀子豉汤而进一步言也。

　　白虎加人参汤止清阳明经气之燥热，若脉浮，发热，渴欲饮水，如前证外，更加小便不利一证者，为阳明累及太阴脾气，不能散精归肺，通调水道，下输膀胱所致也。第运脾调肺以导水，又必以清热滋阴为本，方不失为阳明之治法。以**猪苓汤**主之。

此承白虎加人参汤又进一步言也。

猪苓汤方

猪苓去皮　茯苓　阿胶　滑石碎　泽泻各一两

上五味，以水四升，先煮四味，取二升，去滓；纳下阿胶烊消，温服七合，日三服。

猪苓汤助脾气之转输、肺气之通调，利小便，甚为得法矣。若阳明病，汗出过多而渴者，为津液外越，以致中干作渴，非水津不布而渴也。即小便不利，不可与猪苓汤，以汗多胃中燥，恐猪苓汤复利其小便，更走其津液故也。

自阳明病脉浮而紧至此，看似四节，实是一节。细玩其段段相承，上下联络，以见伤寒不可执定一法，用药当如转环也。

且阳明中有寒冷，燥热之分，不可不辨。试先言下焦之虚寒。夫虚则脉浮，而寒则脉迟。今阳明戊土不能下合少阴癸水而独主乎外，则**表热**；少阴癸水不能上合阳明戊土而独主乎内，则里寒。戊癸不合而下焦生阳之气不升，故下利清谷而不能止者，以四逆汤主之。

〔述〕此节言阳明下焦虚寒也。本章凡三节，以上中下三焦，论阳明有寒冷、燥热之病也。

再言中焦之虚冷。若胃中虚冷，视下焦之生阳不启者，彼为火虚，此为土虚。其土虚亦本于火虚，虚极则寒，寒则失其消谷之用。每由食少而至于不能食者，若复令其饮水，则两寒相得而为哕。

此论阳明中焦虚冷也。

再言上焦经脉之燥热。热在经脉，故脉浮发热，热循经脉而乘于上焦，故口干鼻燥。其能食者，热在经脉，不伤中焦之胃气也。经脉热甚则发衄。

此言阳明上焦经脉燥热也。

阳明主合，若终合而无开机则死矣，所以言之不厌于复也。兹先以阳明之气不得交通于上下言之：阳明病，外证未解而遽下之，其外有热而手足温。热在于外，故不结胸。胃络不能上通于心，故心中懊侬。下后胃虚，故饥不能食。阳明之津液主灌溉于上下。今阳明气虚，其津液不能周流遍布，惟上蒸于头，故但头汗出，而余处无汗者，宜交通其上下，以栀子豉汤主之。受业薛步云按：栀豉汤能开阳明之合，须记之。

此言阳明之气，不得交通上下，而为栀子豉汤证也。

〔述〕合下五节，论阳明主合，贵得枢转以出，若合于心胸腹胃之间，无开转之机，则死矣。

其或合于胸胁之间者，阳明病，发潮热，则大便应硬小便应利矣。今大便溏而小便自可，知其气不涉于大小二便，止逆于胸胁之间也。至胸胁满而不能去者，宜从枢胁而达之于外，以小柴胡汤主之。

此言阳明之气合于胸胁之间，宜枢转而出也。

然而小柴胡之用不止此也。夫阳明之气由下而上，由内而外，出入于心胸，游行于腹胃，靡不藉少阳之枢。今阳明病，胁下硬满，不得由枢以出也。不得由枢以出，遂致三焦相混，内外不通矣。下焦不通，津液不下，而为不大便；中焦不治，胃气不和，而为呕；上焦不通，火郁于上，其舌上必现有白胎者，可与小柴胡汤调和三焦之气。俾上焦得通，而白苔去，津液得下而大便利，胃气因和而呕止，三焦通畅、气相旋转，身濈然汗出而解也。

此言小柴胡汤不特达阳明之气于外，更能调和上下之气，流通内外之津液也。

今从主合之理，藉枢开之所以然者而深论之。阳明中风，少阳脉弦，太阳脉浮，阳明脉大。阳明兼见三脉，宜可以相藉而枢开矣。乃其气主合，又不能得枢开而短气。夫不能枢开而出，合于腹则腹都满，合于胁则胁下及心作痛。以手久按其心腹胁下之病处而气不通，以久按之，则合而复合也。阳明之脉起于鼻，其津液为汗。气合于内，津液不得外达，故鼻干，不得汗。阳明随卫气而行于阴，故嗜卧。土内郁而色外呈，故一身及面目悉黄。脾不能为胃行其津液，故小便难。阳明之气旺于申酉，邪热随旺时而发，故有潮热。阳明气逆于上，故时时哕。三阳之脉，循绕耳之前后，邪盛于经，故耳前后肿。医者取足阳明之经，随其实而刺之，虽刺之小差，然枢不外转而病不解。病过十日，又当三阴受邪。若脉续浮者，知其不涉于阴，仍欲从少阳之枢而出也，故与小柴胡汤以转其枢；若脉但浮，别无余证者，是病机欲从太阳之开而出也，故与麻黄汤以助其开；若不尿，腹满加哕者，是不从太阳之开、少阳之枢，逆于三阴也。夫不尿，则甚于十日前之小便难矣；腹满加哕，则甚于十日前之腹部满、时时哕矣。枢转不出，逆于三阴，谓非不治之证而何？

〔述〕此节言阳明主合，必藉少阳之枢、太阳之开。若合而不能开转，则一息不运，针机穷矣。故经曰：太阳为开，阳明为合，少阳为枢，三经者不得相失也。

以上各法，无非使气机之旋转也。至于下法之穷，又有导法以济之。阳明病，自汗出，不可再发其汗，若再发其汗，兼见小便自利者，此为津液内竭。津液既竭，则大便硬不待言矣。然大便虽硬不可攻之，当须自欲大便，宜蜜煎导而通之；若土瓜根与大猪胆汁皆可为导。

〔述〕此言阳明气机总要其旋转，津液内竭者不宜内攻而宜外取也。盖以外无潮热，内无谵语，与可攻之证不同须待也。

蜜煎导方

蜜七合

一味，纳铜器中，微火煎之，稍凝似饴状，搅之勿令焦著。欲可丸，并手捻作挺，令头锐，大如指，长二寸许，当热时急作，冷则硬。以纳谷道中，以手急抱，欲大便时乃去之。

猪胆汁方

大猪胆一枚，泻汁，和醋少许。以灌谷道中，如一食顷，当大便出。

阳明可汗之证，亦有在肌表之分，兹先言其在肌。盖太阳以皮毛为表，阳明以肌腠为表。阳明病，表气虚则脉迟，邪干肌腠则肌腠实而肤表虚，故汗出多，微恶寒者，表未解也，可发汗，宜桂枝汤。

此节合下节，言阳明病在肌表而可以汗解也。盖阳明以肌腠为表，在太阳则谓之解肌，在阳明则谓之发汗也。

阳明病，邪在表则脉浮，邪在表则表气拒闭而肺气不利。无汗而喘者，发汗则愈，宜麻黄汤。

〔述〕此阳明之表证、表脉也。二证俱是太阳，而属之阳明者，不头痛项强故也。要知二方全为表邪而设，不为太阳而设。见麻黄证即用麻黄汤，见桂枝证即用桂枝汤，不必问其为太阳、阳明也。若恶寒已罢，则二方所必禁矣。

热有郁于气分者，阳明居中土而色黄，阳明病，若发热汗出，此为热从汗越，不能发黄也。若热气上蒸于头，但头汗出，而身无汗，其汗剂颈而还。津液不能下行而小便不利，不能上行，而渴引水浆者，此为瘀热在里，土郁色现，身必发黄，以茵陈蒿汤主之。

〔述〕此言热郁气分而为茵陈蒿汤证也。合下节，言阳明为燥热之经，总统气血，故可病于气而亦可病于血也。

茵陈蒿汤方

茵陈蒿六两　栀子十四枚　大黄二两，去皮

上三味，以水一斗，先煮茵陈，减六升；纳二味，煮取三升，去滓，分温三服。小便当利，尿如皂角汁状，色正赤。一宿腹减，黄从小便去也。

热有郁于血分者。《内经》云：上气不足，下气有余，久之不以时上，则善忘。今阳明证，其人喜忘者，乃血随气行，俱并于下，故必有蓄血。所以然者，本有久瘀之血，停积于下。心主血，瘀血久停于下而不得上，则心气虚，故令善忘。阳明主燥，其屎虽硬，血又主濡，而大便反易。血久则黑，火极反见水化，故其色必黑，宜抵当汤下之。

〔述〕此言热郁血分而为抵当汤证也。

师辨太阳蓄血证，必验其小便利；辨阳明蓄血证，必验其大便易。亦各从其腑而言之。

　　大承气为阳明之攻药，然胃实可攻，胃虚不可攻。阳明病，既下之，而热邪乘虚而内陷，心中懊侬而烦，绝似虚烦之栀子豉汤证。而审其胃中有燥屎者，为邪不陷于心而陷于胃。如徒用栀子豉汤无济于事，不可不攻。若腹只微满，为中土内虚，初头硬后必溏，胃无燥屎，不可攻之。是则可攻不可攻，全凭燥屎之有无也。若有燥屎者，宜大承气汤。

　　〔述〕此章凡六节。五节俱论大承气汤可以攻胃实，不可以攻胃虚。末节又提虚寒一条以结之。

　　弟宾有按：少腹按之软而不拒按者，无燥屎也；小腹硬而拒按者，有燥屎也。此辨证之捷诀。

　　何以知胃中有燥屎也？然辨之有法：阳明病下之后，病人不大便五六日，邪入下脘及肠中，环绕于脐作痛，烦极而至于躁，随所旺日晡所发作有时者，此有燥屎，故使不大便也。

　　此承上文胃中有燥屎者可攻而言也。

　　然胃实之证，必以脉实为凭，否则又须分别。病人阳气盛而烦热，阳若得阴，汗出则解。若不解，又如疟状，日晡所发热者，属阳明也。然又有表里之分，须凭脉以断之。若脉实者，为病在里，宜下之；若脉浮虚者，为病在表，宜发汗。下之，与大承气汤；发汗，宜桂枝汤。盖以脉为凭，不必以日晡发热而遽认为里实也。

〔述〕此言凭脉之虚实，以辨表里，以施汗下，不可概与承气也。

脉实固宜下矣，然有大下后，六七日不大便，烦仍不解，腹仍满痛者，此有未尽之燥屎也。所以然者，以胃为水谷之海，能容水谷三斗五升，本有宿食未尽故也，宜大承气汤以推陈致新。是知大承气汤不独能下胃热，而亦能下宿食。

〔述〕此承上文下之而言也。此证著眼在六七日，以六七日不大便，则六七日所食之物又为宿食，所以用得大承气。

下后有燥屎，既详其验法矣。而未下有燥屎者，又有验之之变法。病人小便不利，若津液还入胃中，则大便下而愈矣。今邪热耗灼，清道涸竭，大便不得其灌溉，则结聚不下而乍难，结者自结于中，其未结者，旁流而乍易，又于日晡所之时有微热，气满不得下而喘冒，胃气不得和而不能卧者，皆为有燥屎之征也，宜大承气汤。

此又识燥屎之变法，医人不可以不知也。

虽然阳明实热之证固多，而虚寒者亦复不少。胃主容谷，今食谷欲呕者，属阳明胃气虚寒也，以吴茱萸汤主之；若得此汤而呕反剧者，人必疑此汤之误，而不知阳明与太阴相表里，其食谷欲呕者，是阳明虚甚，中见太阴，为中焦之胃气虚寒也。服吴茱萸汤之后反剧者，是太阴虚回，中见阳明，为上焦之胃口转热也。此为从阴出阳，寒去热生之吉兆，可以析其疑曰：太阴湿土，喜得阳明之燥气，其病机属上焦而向愈也。书曰：若药不瞑眩，厥疾不瘳，其斯之谓欤？

〔述〕上五节论阳明实热之证，此节又提虚寒一条，以结上文五节之意。

吴茱萸汤方

吴茱萸一升，洗　人参三两　生姜六两，切　大枣十二枚，擘

上四味，以水七升，煮取二升，去滓，温服七合，日三服。

前言太阳阳明，今试重申其转属之义。太阳病，寸缓为阳气虚；关浮为中气虚，尺弱为阴气虚。其人发热汗出，复恶寒，皆为桂枝证之未解。又于不呕，知其里气之和。里气既和，缘何心下又发痞？但心下痞，非本有之证者，此以医下之太早所致也。如其不因误下者，邪热入里则罢。太阳之本寒，从阳明之燥化，病人不恶寒而且口渴者，此太阳转属阳明也。其小便数者，津液下渗，大便必硬。是硬为津液不足，非胃家之有余，即不更衣十日，亦无所为痞满硬痛之苦也。若津液竭而渴欲饮水，宜少少与之，以润其燥。然此但因其渴而以通权之法救之。审其实系水津不布而渴者，又宜五苓散，助脾气之转输，而使水津之散布。夫曰十日无所苦，承气汤既不可用；饮水不至数

升，白虎加人参汤又非所宜。惟助脾气以转输，多饮暖水以出汗，则内外俱松。须知病从太阳而入者，仍从太阳而出也。此散不能养液，但以阳明病与转属阳明者，或异或同，可分可合，亦视治者之活法耳。

〔述〕此章凡七节，皆论太阳阳明也。首节统论转属之意，次节甚言津液之不可亡，三节、四节申言亡津液遂成胃热脾弱之证，五节言发汗后转属阳明，六节言吐后转属阳明，七节总言发汗、吐、下皆能转属阳明，皆所以亡津液也。

津液根于身中之真阴，脉寸缓为阳微，而汗出少者，阴阳同等，为自和也；汗出多者，阴液亡而阳反独盛，故为太过，此皆自出之汗也。若阳脉不微而实，医因发其汗而出多者，亦为太过。太过为阳亢，与阴隔绝而不相和于里。何也？发汗亡其津液，而大便因硬也。

上节亡津液是本旨，而五苓散特为转属证之变治，非亡津液之主方，此节复足上文亡津液之意，而治法自在言外。汪苓友云即用下麻仁丸。愚以为麻仁丸未尽其量。

阳绝于里其脉奈何？盖胃土为阳土，贵得阴气以和之。若病人脉浮而芤，浮为阳阳，芤为孤阴，浮芤相搏，则胃之阳气盛而生热，热则津液愈竭，无以维其阳。其阳亢则与阴相绝，所谓阳绝于里者如此。

此又承上文而申言阳绝之脉。

愚按：浮为阳之阳，言阳邪也。其阳之阳，言人身之阳气也。

阴虚不能以和阳，诊之于手之气口则芤，诊之于足之趺阳则涩。趺阳者，胃脉也。胃为阳，脾为阴。今趺阳脉浮而涩，浮则胃之阳气强，涩则脾之津液泄而小便数。浮涩相搏，其津液不能返入胃中，而大便则难。夫脾土为胃行其津液者也。津液鲜少，则其脾无可奈何为穷约，麻仁丸主之。泻胃之阳即扶脾之阴也。

此从上文阳绝之脉而补出阴虚之脉，出其方治也。

麻仁丸方

麻子仁二升　芍药半斤　枳实半斤，炙　大黄一斤，去皮　厚朴一尺，炙，去皮　杏仁一升，去皮尖，别作脂。

上六味，为末，炼蜜为丸，桐子大。饮服十丸，日三服，渐加，以知为度。

有汗后而转属者。太阳病三日，发汗不解，热从内出，如甑釜之蒸蒸发热者，乃热邪内陷，与阳明水谷之气合并而为热，属于胃也。必也，釜底抽薪而热自愈，以调胃承气汤主之。

〔述〕此言热邪由汗后而入于胃腑也。阳明者，无形之气化也；胃者，有形之胃腑也。

有吐后而转属者。夫有形之邪，在于胃之上脘，宜吐而越之。今伤寒吐后，则上脘之邪已去，而腹仍胀满者，乃中下之实邪未解也，宜与调胃承气汤。

此言吐后而热邪仍留而未解也。

总而言之，大凡太阳病若吐，若下，若发汗，则津液亡矣。津液亡于外，则燥热甚于内，故微烦；又走其津液而小便数。大便因小便之数而致硬者，与小承气汤和之愈。

此总论发汗、吐、下后皆可以转属于阳明也。

非关转属，其病为阳明自得之病。得病二日算起至三日，始满二日，值阳明主气之期，阳明为气血之主，邪伤则不能自振，故脉弱。自得之病不关转属，故无太阳柴胡证。胃热上乘于心则烦，烦极而卧不安则躁。胃居于心下，邪实于胃，故心下硬。胃气未虚则能食，今病至四五日，虽能食，亦不可遽以为能食而大下之，宜以小承气汤不及升而少少与，微和之，令烦躁小安。至六日，仍不大便，仍与小承气汤，加至一升，使得大便而止。甚矣！小承气汤之不可多用也如此。若烦躁心下硬，其不大便至于六七日，似可以大下无疑矣，而只因其小便少一证者，津液尚还入胃中，虽不能食，而与谵语、潮热、有燥屎之不能食者不同。但初头硬，后必溏，未定成硬，攻之必溏。须待小便利，屎定成硬，乃可攻之，宜大承气汤。甚矣！大承气汤之不可骤用也如此。

〔述〕此章凡五节，论阳明自病非关转属。首节反复辩论，以示不可轻攻之意。后四节又于阳明中从

《内经》悍气之旨，悟出悍热之气为病最急，又不可泥于不可轻攻之说，徐徐缓下，以成莫救之患也。

然亦不可拘于不轻下之说以误事也。阳明有悍热之气，为害最速，不可不知。《灵枢·动腧》篇云：胃气上注于肺，其悍气上冲头者，循咽上走空窍，循眼系，入络脑，出顑①，下客主人，循牙车，合阳明，并下人迎。此卫气别走于阳明，故阴阳上下，其动若一。伤寒六七日，为一经已周，其悍热之气上走空窍，而循目系，故目中不了了，睛不和。其悍热之气别走阳明，上循空窍，不在表而亦不在里，故无表里证。惟其无里证，故大便不硬，而只觉其难；惟其无表证，故身不大热而止微热者，此悍气之病而为实也，急下之，宜大承气汤。急下之以救其阴，稍缓则无及矣。

〔述〕此言阳明悍热为病是当急下，又不可拘于小便利而后下之也。不了了者，病人之目视物不明了也。睛不和者，医者视病人之睛光，或昏暗或散乱也。

按：此证初看似不甚重，至八九日必死。若遇读薛立斋、张景岳书及老秀才多阅八家书，惯走富贵门者从中作主，其死定矣。余所以不肯为无益之谈，止令拂衣而去矣！

又有宜急下者。阳明病，审其发热，系悍气之为热。其汗多者，为热势炎炎而津液尽出。亢阳无阴，

---

① 顑（kǎn）：头颊也。

缓则无及，急下之，宜大承气汤。

此言悍热之气内出，迫其津液外亡者之宜急下也。魏千子云：止发热汗出，无燥渴硬实之证，而亦急下者，病在悍气愈明矣。

更有宜急下者。悍热为病，阳气盛也。阳盛则阴虚，复发汗以伤阴液，其病不解，悍热之气反留于腹。其腹满痛者，与燥屎之可以缓下者不同，须急下之，宜大承气汤。

〔述〕此言悍热之气不上走于空窍，而下循于脐腹者，亦宜急下也。

以上为阳明三急下证。

三急下之外，又有不可以言急，而亦不可以姑缓者，医者不可不明。腹虽不痛，而常满不减，即偶减一二分亦不足言，虽不甚危，亦当下之。以其病在阳明，无形之悍气从肓膜而聚，有形之胸腹又与阳明之本气不同，必宜大承气汤，方足以济之也。

〔述〕承上文而言，腹满痛者固宜急下，若不痛而满云云，虽不甚急，而病在悍气，非下不足以济之也。

问曰：三急下证，本经并不说出悍气，兹何以知其为悍气也？答曰：阳明有胃气，有燥气，有悍气。悍气者，别走阳明，而下循于脐腹。《素问·痹论》云：卫气者，水谷之悍气也。其气慓疾滑利，不入于脉，循皮肤之中、分肉之间，熏于肓膜，散于胸膜。目中不了了、睛不和者，上走空窍也。发热汗多者，循皮肤、分肉之间也；腹满痛者，薰肓膜而散胸腹也。慓悍之气伤人甚捷，非若阳明燥实之证内归中土、无所复传，可以缓治也。故下一"急"字，有急不容待之意焉，所谓意不尽言也。学者得其意而通之，则缓急攸分，轻重立见，庶不临时舛错也。

按：仲师自序云撰用《素问》、《九卷》，可知《伤寒论》全书皆《素问》、《九卷》之菁华也。钱塘张氏注中补出"悍气"二字，可谓读书得间。然长沙何以不明提此二字乎？不知《伤寒论》字字皆经，却无一字引经，撰用之，所以入神也。

合病既审脉而知其顺与否，亦审脉而知其可下与否。阳明为金土，少阳为木火，二阳合病，则土受木克，金被火克，故必下利。若阳明脉大，与少阳脉弦相敌，其脉不负者，与病机为顺也。若只见少阳之脉弦，而不见阳明之脉大，为阳明负于少阳者，于正气为失也。然木火固能乘其所胜而克金土，金土却亦能乘其所不胜而侮木火，此胜彼屈，互相克贼，两败俱伤，名为负也。盖阳明负于少阳则下利，少阳负于阳明则有宿食。若脉滑而数者，乃内有宿食也。阳明戊土有余，少阳初生之甲木郁于土中，不能畅达，当下之，以平土中之敦阜，而助初生之甲木，宜大承气汤。

此言阳明少阳合病，审其应下者下之，中寓土郁夺之，木郁达之二义。

〔述〕经云：食入于胃，散精于肝。又土得木而疏，阳明土胜，少阳木屈，则为顽土。故木不可太胜，土亦不可太旺，平则治，偏则病也。

病有不在阳明之经腑，而在于阳明之络者，不可不知。然而络病下后，又有瘀血与便脓血之不同。病人外无头痛恶寒之表证，内无谵语硬满之里证，发热七八日，值阳明主气之期，阳热不退则阴液日亏，虽脉浮数者，宜汗而不宜下。然发热而不恶寒，汗之不可，欲为发热证筹一去路，亦可斟酌下之，以除络中之热。然谓之可者，几经详慎，若差之毫厘，则为大不可也。假令已下，其脉浮而已解而数不解，是络热不因下而除，反乘下后内虚，而合于胃而为热。胃热则消谷善饥，至六七日，再值阳明主气之期，若不大便者，热得燥气而横，血因燥热而凝，知其有瘀血也，宜抵当汤。夫抵当汤为攻瘀之的方，兹不直断之曰"主"之，而仅商之曰"宜"者，盖欲临证者，审其有身黄、小便自利、善忘，如狂等证，而后用此剂而得宜也。若脉浮已解而数不解，而且下利不止，是血不为热灼而为瘀，反为热逼而下奔，必又协肠胃之热，而便脓血也。此证温剂有桃花汤，寒剂有白头翁汤，浅而易知，不必特立方治也。

此论邪干阳明之络，处方宜详慎而灵活也。

阳明之里即是太阴，合其气则为黄，请先言寒湿。伤寒法应发汗，所以使热从汗越也。乃发汗已，而通身与目俱为黄，所以然者，暴感之寒邪，郁于表者已解，而以本有之寒湿病在里者不解故也。盖湿热之黄可下，而此以寒湿为黄不可下也，当于寒湿中求其法而治之。

此言寒湿发黄，不可误以湿热之法治之。五苓、真武皆正方也。时法加入茵陈蒿亦妙。

〔述〕此章凡四节，论阳明之热合太阴之湿，而为发黄证。

湿热之黄，治法何如？伤寒七八日，又当再经之期，湿热现于外，故身黄如橘子色；湿热郁于里，故小便不利。其腹微满者，因小便不利所致也，以茵陈蒿汤主之。

此言湿热郁于内外也。

伤寒，湿热已发于外，而不郁于里，故只身黄发热，而无别证者，以栀子柏皮汤主之。

此言湿热之发于外也。

栀子柏皮汤方

栀子一十五个，擘　甘草一两，炙　黄柏二两

上三味，以水四升，煮取一升半，去滓，分温再服。

伤寒，表证未解而瘀热在里，与太阴之湿气混合，身必发黄，以麻黄连轺赤小豆汤主之。

此言湿热之瘀于内也。

〔述〕太阳之发黄，乃太阳之标热下合太阴之湿

气。阳明之发黄，亦阳明之燥热内合太阴之湿化。若止病本气而不合太阴，俱不发黄，故曰太阴者，身当发黄；若小便自利者，不能发黄也。

麻黄连轺赤小豆汤方

麻黄二两，去节　　赤小豆一升　　连轺二两　　杏仁四十个，去皮尖　　大枣十二枚，擘　　生梓白皮一升　　生姜二两　　甘草二两，炙

上八味，以潦水一斗，先煮麻黄，再沸，去上沫，纳诸药，煮取三升，分温三服，半日服尽。按：无梓皮，以茵陈代之。

卷　五

辨少阳病脉证篇

少阳者一阳也。少阳之为病奈何？《内经》云：少阳之上，相火主之。苦从火化，火胜则干，故口苦，咽干。又云：少阳为甲木。风虚动眩，皆属于木，故目眩也。少阳气化之为病如此。

此节为少阳证之提纲，主少阳之气化而言也。

柯韵伯云：太阳主表，头痛项强为提纲。阳明主里，胃家实为提纲。少阳主半表半里之位，仲景特揭口苦、咽干、目眩为提纲，至当不易之理也。盖口、咽、目三者，不可谓之表，亦不可谓之里，是表之入里，里之出表处，所谓半表半里也。三者能开能合，恰合枢机之象。苦、干、眩者，皆相火上走空窍而为病也。此病自内之外，人所不知，惟病人自知。诊家所以不可无问法。

三证为少阳病机兼风寒杂病而言。

少阳之脉，从耳后入耳中，出走耳前。少阳中风，风扰其窍道，故两耳无所闻。少阳之脉起目锐眦，风火交攻，故目赤。少阳之枢机不运，故胸中满。少阳相火之气内合于君火，火盛而生烦者，为少阳自受之风邪，不可吐下，以伤上下二焦之气。若吐下以伤之，则因吐而伤少阳三焦之气，上合厥阴之心包而悸。因下而伤少阳胆木之气，内合厥阴之肝而惊。

此言少阳自受之风邪，戒其不可吐下也。上节提其总纲，专就气化而言；此节补出经脉病治，就经脉而言也。

少阳伤寒，脉现出本象之弦，并现出寒伤经气之细，少阳之脉上头角，故头痛。少阳之上，相火主之，其发热者，露出相火之本象，此属少阳自受之寒邪也。少阳主枢，非主表，不可发汗，惟小柴胡汤加减为对证。若发汗，竭其津液，以致胃干，则发谵语。夫枢者，少阳也。而所以运此枢者，不属于少阳而属胃，胃之关系綦重也。胃和则能转枢而病愈；胃不和，则少阳三焦之气内合厥阴心包而烦，少阳胆气失其决断之职而悸。推而言之，胃为五脏六腑之本，皆可以少阳属胃之一说悟之也。

此言少阳自受之寒邪，戒其不可发汗也。合上节所谓少阳有汗、吐、下三禁是也。汉文辞短意长，读者当于互文见意。

少阳为病，何以谓之转属？本太阳标阳之病，不解，与少阳相火为一属。今因不解，而转入少阳者，少阳不得枢转，则胁下硬满，枢机逆而胃气不和，则干呕不能食，不能由枢而开合，故往来寒热。然尚未吐下，中气犹未伤也。**脉沉紧者**，枢逆于内，不得外达也。**与小柴胡汤**，达太阳之气，使之从枢以外出。

此言太阳之转属少阳，非少阳之自为病也。

若已经吐、下、发汗，三禁之外，又加温针助火兼伤经脉，四者犯一，则发**谵语**，以谵语为此证关键。可知柴胡汤证不见而罢，**此为少阳枢坏之病**。审其或犯吐下而逆，或犯发汗而逆，或犯温针而逆，**知犯何逆，随其所犯而以法救治之**。

此言已犯吐、下、发汗之禁，当审其救治之法也。补出温针，见温针虽不常用，而其为祸更烈也。时医辄用火灸，更以人命为戏矣。

太阳主开，阳明主合，少阳主枢。三阳合病，则开、合、枢俱病矣。关上为少阳之部位，今脉见太阳之浮，阳明之大，二阳浮大之脉，俱上于少阳之关上，是二阳开合之机俱逆于少阳枢内而不能出也。入而不出，内而不外，则三阳之气俱行于阴，故**但欲眠睡**，开目为阳，合目为阴。今卫外之阳气乘目合之顷，内行于阴，**则外失所卫而出汗**。

此虽三阳合病，而以少阳为主也。庞安常云：脉不言弦者，隐于浮大也。

邪在少阳，入阴最近，此以循次而言也。然入阴原不必拘于次也。即**如伤寒六七日**，阴阳六气相传，一周已过，又当来复于太阳之期，若得少阳之枢转，正可以从太阳之开而出矣。今身无大热，其人烦躁者，此为太阳已去，故身无大热，邪入少阴故见烦躁也。是可见枢有权则转外，枢失职则内入，当于少阳一经三致意也。推而言之，太阳与少阴一表一里、雌雄相应之道也。若当太阳主气之期，不从表而出于阳，即从里而入于阴矣。而少阳直入于厥阴者亦然。今医者止守日传一经之说，必以太阳传入阳明、阳明传入少阳、少阳传入太阴等经矣。岂知经气之传有定，至于病气，或随经气而传，或不随经气而传，变动不居有如是哉！

此从少阳而推广传经之义也。

然亦有以次相传者。伤寒三日，为少阳主气之期，亦阴阳交换之时也。若病气随经而行，则三阳为尽，三阴当以次受邪，邪入太阴，则不能食而呕矣，乃其人反能食而不呕，其病邪不随经而入于太阴。太阴为三阴之首，既不受邪若此，即此知其为三阴俱不受邪也。

此言少阳亦有以次而传，与上文互相发明。

〔述〕此当与太阳篇"至七日以上自愈者，以行其经尽"节合看，则传经了然。

伤寒三日，乃少阳主气之期，若脉弦大为病进。今少阳本弦之脉转而为小者，不惟不入于阴，即少阳之病亦欲已也。经曰：大为病进，小为病退者此也。

此承上文而言少阳之病欲自已也。

少阳病，欲解时，从寅至辰上。盖以少阳之气旺于寅卯，至辰上而其气已化，阳气大旺，正可胜邪故也。

此言少阳病之得旺时而愈也。

愚按：少阳病脉证并治法，仲师原论只十条。注家因寥寥数条，疑其散失不全，或疑为叔和散编入诸经，辩论不一，余向亦信从之。自甲寅至庚申，每日诊病后，即谢绝应酬，与《伤寒论》《金匮》二书为寝食，乃知前此之所信从者误也。今姑节录其说，而辨正于后，起今古而同堂，谅韵伯、平伯诸先生当亦许余为直友也。

柯韵伯云：六经各有提纲，则应用各有方法，如太阳之提纲主表，法当汗解，而表有虚实之不同，故立桂枝、麻黄二法。阳明提纲主胃实，法当下解，而实亦有微甚，故分大、小承气。少阳提纲有口苦、咽干、目眩等症，法当清火。而火有虚实，若邪在半表，则制小柴胡以解虚火之游行、大柴胡以解相火之热结，此治少阳寒热往来之二法也；若邪入心腹之半里，则有半夏泻心、黄连、黄芩等剂。叔和搜采仲景旧论，于少阳、太阴二经不录一方，因不知少阳证，故不知少阳方耳。著《论翼》将小柴胡汤、大柴胡汤、柴胡桂枝干姜汤、柴胡桂枝汤、柴胡加龙骨牡蛎汤、黄连汤、黄芩汤皆移入内。陈平伯云：少阳一经居半表半里之界，凡伤寒在经之邪由阳入阴者，每从兹传入，名曰阳枢。不离半表，而仍不主乎表，故不可发汗；

不离半里，而又不主乎里，故不可吐下；惟小柴胡和解一法，为本经的对之方。然病机有偏表偏里之殊，即治法有从阴从阳之异，所以麻、桂、承气无加减，而小柴胡汤不可无加减也。总之，往来寒热为本经所必有之证，故柴胡一味为本方所不减之药，其余则出入加减，随证而施。

愚按：柯韵伯以大、小柴胡二方为少阳半表之方，半夏泻心汤等为少阳半里之方。又云：少阳主寒热，属于半表，则寒热往来于外；属于半里，其寒热虽不往来于外，而亦相搏于中，故黄连汤、半夏泻心汤、黄芩汤、黄芩加半夏生姜汤，所治痞、痛、利、呕等证，皆是其说，却亦近道，然而浅矣。至陈平伯所言伤寒在经之邪由阳入阴，从兹传入，皆系门外话。至云"惟小柴胡和解一法为本经的对之方，病机有偏表偏里之殊，治法有从阴从阳之异"，其说亦为近道，然而泥矣。二家不知小柴胡是太阳病之转枢方，阳明及阴经当藉枢转而出者亦用之。少阳主枢，谓为少阳之方，无有不可，若谓为少阳之专方，则断断乎其不可也。近时注家，凡论中有柴胡之方，俱汇入少阳，甚者四逆散亦附其内，反以仲师活泼泼之妙成为印板。论中露出"柴胡证"三字，俨如云端指示，究竟柴胡证何尝是少阳证耶？移易圣经，亦自贻荒经之诮耳！

辨太阴病脉证篇

太阴气之为病，太阴主地而主腹，故腹满为本证之提纲。然腹之所以满者，地气不升也。地气不升，则天气不降，不降故上者不能下而吐，食不下；不升则下者不能上，而自利益甚。太阴湿土主气，为阴中之至阴，阴寒在下，而湿气不化，故时腹自痛。若误以痛为实而下之，则脾土愈虚，不能转运，必于脾部之胸下结硬。此以气而言也。更以经言之，足太阴脉入腹，属脾，络胃；手太阴脉起于中焦，下络大肠，还循胃口，上膈，属肺，其义亦同。至以脏而言虽脾也，而肺亦属焉，该于经气之中，不复再赘。

此太阴证之提纲也。

太阴中风，风淫末疾，故四肢烦疼，其脉为浮可知矣。今轻手诊其阳分则微，知风邪之当去矣；重手按其阴分则涩，知气血之衰少矣。又统诊其部位，上过寸下过尺而长者，是脉络相通，故为欲愈。

此言太阴腹满之内证，转而为四肢烦疼之外证；微涩之阴脉，转而为长之阳脉。由内而外，从阴而阳，故为欲愈之候也。

按：是后言太阴中风，未言太阴伤寒，至第六节方言太阴伤寒，学者当知仲景书互文见意。

太阴病，欲解时，从亥至丑上。何也？太阴为阴

中之至阴。阴极于亥，阳生于子，至丑而阳气已增，
阴得生阳之气而解也。

此言太阴病解之时也。

陈亮师云：此言太阴病解之时。太阴坤土，其象
为纯阴。亥为阴之尽，与纯阴相类。阴极则复，至子
则一阳生，而为来复之时。四季皆属土，而运气以丑
未为太阴湿土。子丑乃阳生之时，阴得阳则解，故主
乎丑，而不主乎未，以未为午后一阴主之时也。从亥
言之者，阴极则阳生，故连类而及之也。

太阴内主脏气，而外主肌腠。太阴病，脉浮者，
病在肌腠也，可轻发肌中之微汗，宜桂枝汤。

此言太阴病之在外也。

受业侄道著按：脉浮者，太阴之土气运行也。可
发汗者，太阴之地气上而为云也。桂枝汤在太阳名为
解肌，在太阴名为发汗，何以言之？盖太阳以皮毛为
表，太阴以肌腠为表也。

王宇泰云：病在太阳，脉浮无汗，宜麻黄汤。此
脉浮，当亦无汗，而不言者，谓阴不得有汗，不必言
也。不用麻黄汤而用桂枝汤，盖以三阴兼表病者俱不
当大发汗也。须识无汗亦有用桂枝汤也。

按：时说以桂枝汤为太阳专方，而不知亦阴经之通
方也；又以为治自汗之定法，而不知亦治无汗之变法也。

太阴病在外者，既有桂枝之治法矣。若病在内，
自利不渴者，无中见之燥化，此属太阴，以其脾脏有

寒故也，当温之，宜服四逆辈。

此言太阴病之在内也。自利者，不因下而利也。凡利则津液下注，多见口渴，惟太阴湿土之为病不渴。

受业黄奕润按：以不渴一症认太阴，是辨寒、热利之金针。

程郊倩云：三阴同属脏寒。少阴、厥阴有渴症，太阴独无渴症者，以其寒布中焦，总与龙雷之火无涉。少阴中有龙火，水底寒甚则龙升，故自利而渴；厥阴中有雷火，故有消渴。太阳一照，雷雨收声，故发热则利止，见厥复利也。

愚按：脾不输津于上，亦有渴症，然却不在太阴提纲之内。郊倩立言欠圆，然亦不可少此一论，为中人以下开互证之法。

《内经》云：太阴之上，湿气主之，中见阳明。是以不得中见之化，则为脏寒之病。若中见太过，又为湿热相并之病。此太阴之所以有寒复有热也。伤寒脉浮而缓，手足自温者，系在太阴，而中见阳明之化也。阳明之热合于太阴之湿，即时当发身黄；若小便自利者，湿热得以下泄，不能发黄，至七八日，又值阳明主气之期，一得阳热之化，正气与邪气相争而暴烦，故虽暴烦下利日十余行，必当自止。所以然者，太阴中见热化，以脾家实，仓廪之腐秽当去故也。

此言太阴伤寒自利欲解之证也。

按成注云：下利烦躁者死，谓先利而后烦，是正气脱而邪气扰也。兹则先烦后利，是脾家之正气实，故不受邪而与之争，因暴发烦热也。

又有太阳转属之证。本太阳病，医反下之，太阳之气陷于太阴之地中，因而腹满时痛时止者，乃太阳转属太阴也。宜启下陷之阳以和不通之络，以桂枝加芍药汤主之。若满甚而为大实，常痛不定以时者，此脾胃相连，不为太阴之开，便为阳明之合。以桂枝加大黄汤主之，权开阳明之捷径，以去脾家之腐秽。

此言太阳转属太阴之病也。

受业汪桂小山云：太阳标热误下之，不特转属于太阴，亦转属于阳明也。腹满时痛，脾气不濡也，宜桂枝汤加芍药，入太阴出太阳也。大实痛者，转属阳明也。桂枝汤加大黄者，入阳明出太阳也。

桂枝加芍药汤方

桂枝三两　芍药六两　甘草二两　生姜三两　大枣十二枚

上五味，以水七升，煮取三升，去滓，分温三服。

桂枝加大黄汤方　即前方加大黄二两。

大实痛，权借大黄、芍药之力，以行腐秽固已。然脾胃相连，而脾气又资藉于胃气也。胃之气贯于脉，胃之强弱，征于便之利不利。太阴为病，脉弱，其人陆续自便利，其胃弱可知矣。设或不得已而通因通用，当行大黄、芍药者，亦宜减少其分两而用之。以其人胃气弱，大便易动故也。胃气为生人之本，太阴然，即六经亦莫不然也。

此一节承上节而言，减用大黄、芍药者，以胃气之不可妄伤也。

附录：

沈尧封云：太阴、阳明俱属土，同主中州，病则先形诸腹。阳明为阳土，阳道实，故病则胃家实，而非满也；太阴为阴土，阴道虚，故病则腹满，而不能实也。凡风、燥、热三阳邪犯阳明，寒与湿二阴邪犯太阴。阳邪犯阳则能食而不呕，阴邪犯阴则不能食而吐；阳邪犯阳则不大便，阴邪犯阴则自利，证俱相反可认。若误下则胃中空虚，客气动膈，在阳邪则懊侬而烦，在阴邪则胸下结硬。倘再误攻，必致利不止而死。此太阴病之提纲也。凡称太阴，俱指腹满言。柯韵伯云：太阴脉布胃中络于嗌，故腹满嗌干。此热伤太阴，自阳部注经之证，非论中所云太阴自病也。仲景以太阴自病为提纲，因太阴主内，故不及中风四肢烦疼之表；又为阴中至阴，故不及热病嗌干之证。太阴为开，又阴道虚，太阴主脾所生病，脾主湿又主输，故提纲主腹满时痛而吐利，皆是里虚不固，湿胜外溢之证也。脾虚则胃亦虚，食不下者，胃不主纳也。要知胃家不实便是太阴病。

愚按：仲师太阴病脉证只有八证，后人谓为散失不全及王叔和之变乱。而不知八条中有体、有用、有法、有方，真能读之，则取之无尽、用之不竭矣。所可疑者，中风证四肢烦疼，言其欲愈之脉，而不言未愈时何如施治。太阴病脉浮宜桂枝汤，而不言脉若不浮如何施治。惟于自利不渴脏寒证出其方曰四逆辈，凡理中汤、通脉四逆汤、吴茱萸汤之类皆在其中。又于太阳误下转属腹时痛证，出桂枝加芍药汤方，大实痛证出桂枝加大黄汤方；文以胃气弱减大黄、芍药为训，此外并无方治。以为少则诚少矣，而不知两节两出其方，大具经权之道，宜分两截看。仲景所谓太阴证，与《内经》人伤于寒为热病腹满嗌干证不同。提纲皆言寒湿为病，以四逆辈为治内正法，桂枝汤为治外正法。自第一节至第五节，一意浅深相承，不离此旨，所谓经也，此为上半截。第六节言太阴湿土不与寒合而与热合，若小便利则不发黄。若暴烦下利则腐秽当去，是常证之外略有变局，另作一小段，为承上起下处。第七节言太阳病误下转属太阴，腹满时痛，大实痛者，以桂枝加芍药、加大黄为主治，一以和太阴之经络，变四逆辈之温而为和法，变桂枝汤之解外而为通调内外法，是于有方处通其权也；一以脾胃相连，不为太阴之开便为阳明之合，既合而为大实痛，不得不借阳明之捷径以去脾家之腐秽。要知提纲戒下，原因腹时痛而言，此从正面审到对面以立法。又于暴烦下利十余行自止节言愈尚未言方，此从腐秽既下后，而想到不自下时之治法。是于无方处互明方意，以通权也，此为下半截。总而言之，四逆辈、桂枝汤及桂枝加芍药、桂枝加大黄汤，皆太阴病之要剂。若不渴，则四逆辈必须；若脉弱，则芍、黄等慎用。脉浮有向外之势，桂枝汤之利导最宜；烦疼当未愈之时，桂枝加芍药汤亦可通用。

陈平伯谓：桂枝加芍药汤为太阴经之和剂。又谓三阴皆有经病，仲景各立主方，太阴经病主以桂枝加芍药汤，少阴经病主以麻黄附子细辛汤，厥阴经病主以当归四逆汤。原文虽止八条，而诸法无有不具。柯韵伯等增入厚朴生姜半夏甘草人参汤、白散、麻仁丸等方，欲广其用反废其活法。大抵未读圣经之前，先闻砭剥叔和之语，谓非经文无不可以任意增减移易，致有是举耳。

辨少阴病脉证篇

《内经》云：少阴之上，君火主之。又云：阴中之阴，肾也。是少阴本热而标寒，上火而下水，其病不可摸捉。故欲知少阴之为病，必先知少阴之脉象，其脉薄而不厚为微，窄①而不宽为细；又须知少阴之病情，其病似睡非睡、似醒非醒、神志昏愦，但见其欲

---

① 窄：原作"穿"，据宏文阁本改。

寐。所以然者，少阴主枢转，出入于内外，今则入而不出，内而不外故也。

〔述〕此先论少阴标本水火阴阳之气，其见于脉证有如是也。手足之少阴俱在内。

按：柯注云：仲景以微细之病脉、欲寐之病情，提纲立法于象外，使人求法于象中。凡证之寒热与寒热之真假，仿此义以推之，真阴之虚实见矣。

蔚谨按：心病于神则脉微，肾病于精则脉细。欲寐，病于阴；不得寐，病于阳。今欲寐而不得寐，故曰但欲寐。

少阴上火而下水，水火济则阴阳交，而枢机转矣。少阴病，其脉从肺出络心，注胸中。胸中不爽，欲吐而不能吐，心中热烦，不能寐而但欲寐，此水火不济，阴阳不交，机枢不转之象也。五日正少阴主气之期，至六日其数已足。火不下交而自利，水不上交而作渴者，此属少阴之水火虚也。水虚无以沃焚，火虚无以致水，虚故引水自救，此少阴病寒热俱有之证也。若少阴热则小便必赤；若小便色白者，白为阴寒，少阴阴寒之病形悉具，此确切不移之诊法也。然吾又原其小便之所以白者，以下焦虚而有寒，全失上焦君火之热化，不能制水，故令色白也。

此言少阴上火下水之病也。

少阴阴阳不交之病，病人脉沉分之阴、浮分之阳俱紧，少阴原有寒，而复受外寒也。阴不得有汗，今反汗出者，阴盛于内而亡阳于外也，**此属少阴，阴阳不交之故**，不交则阳自阳而格绝于外，反有假热之象，**法当咽痛**；不交则阴自阴而独行于内，必有真寒之证，**而复上吐下利**。

此言少阴阴阳不交之病也。

少阴病，不可发汗，不可不知，何也？**少阴病**，金水不能相滋而为**咳**，少阴失闭藏之职而为**下利**，二者为少阴常有之证。若咳、利而复**谵语者**，知足少阴之精气妄泄，手少阴之神气浮越，**必被火气劫故也**。然不特谵语，且小便必难，以汗与小便皆身中之津液，以强责少阴汗，以竭其津液之源也。

此言少阴病不可发汗，以火劫汗之祸更烈也。少阴原有灸法，而少阴之热证又以火为仇。

次男元犀谨按：少阴咳而下利，治有两法：寒剂猪苓汤，热剂真武汤之类，皆可按脉证而神明之。

《内经》云：心部于表，肾治于里，是少阴有里亦有表也。少阴病，肾水之气少则**脉细**，君火之气不升则**脉沉数**。此病为在少阴之里，不可发汗以伤其里气。

此言少阴之里病不可多汗也。程扶生、汪苓友、郑重光注解俱以邪热传里而言，误矣！

少阴为气血之主，脉为气血之先。**少阴病因反发热**，权用麻黄、附子以微汗之。**若脉微，则不可发汗**以伤其阳，以脉微，汗而亡阳故也。因里热甚可权用下法，但误汗后，心阳已虚，而尺脉弱涩者，阴亦虚也，复不可下之以伤其阴。盖微为无阳，涩为少血，汗之亡阳，下之亡阴。此少阴阴阳两虚，既不可汗，复不可下如此。

此言少阴证之虚者，不可汗又不可下，不可误施而伤其根本也。

少阴欲愈而可治之证不可不知。少阴病，阴寒盛则脉紧。至七日外而八日，乃阳明主气之期，忽然自下利，脉变紧象而暴微，手足亦不厥而反温。盖脉紧反去者，为少阴得阳明之气，少阴病**为欲解也**。凡阳气暴回则烦，坚冰得暖则下。今虽发烦与下利，乃戊癸合化，生阳渐伏，**必自愈**。

此言少阴得阳热之气而解也。

余自行医以来，每遇将死证，必以大药救之。忽而发烦下利，病家怨而更医，医家亦诋前医之误，以搔不著痒之药居功，余反因热肠受谤。甚矣！名医之不可为也。附笔于此，以为知者道。

少阴病，水胜土虚则下利，若利自止，土气复也。虽见恶寒之甚，其身屈曲向前**而踡卧**，然身虽恶寒，而手足为诸阳之本，禀于胃气，若手足温者，中土之气和也。有胃气则生，故可治。

此言少阴得中土之气可治也。

少阴病，恶寒而踡，寒气甚矣。然时或自烦，而绝无躁象，烦时自觉其热，**欲去衣被者**，君火在上也。阴寒之气见火而消，故为可治。

此言少阴得君火之气为可治也。

少阴中风，风为阳邪，则寸口阳脉当浮，今脉阳寸已微，则知外邪不复入矣。病在少阴，则尺部阴脉当沉，今阴尺反浮者，则内邪尽从外出矣，为欲愈。

此言少阴中风欲愈之脉也。少阴伤寒之愈脉，自可类推。

少阴病欲解时，从子至寅上。盖谷经解于所王之时，而少阴独解于阳生之时，阳进则阴退，阳长则阴消，即所谓阴得阳则解也。

此言少阴得夜半之生阳而解也。

少阴而得太阳标阳之热化则生。少阴阴寒之病，上吐下利，而手足不逆冷，反发热者，此少阴而得太阳之标阳也。阴病得阳，故为不死。若不得太阳之标热，则少阴之气反陷于下，而脉不至者，当灸少阴之太溪二穴七壮，以启在下之阳。

此论少阴病而得太阳标阳之热化也。

太溪二穴在足内踝后五分跟骨上动脉陷中。

少阴热化太过而亦或病。少阴病八日，为阳明主气之期，九日为少阳主气之期，病气由阴而渐出于阳。身以外为阳，手足为诸阳之本，一身手足尽热者，阳气盛也。所以然者，以少阴之本热移在膀胱，膀胱为胞之室。膀胱热不得外发于肢体而为热，必内动其胞中之血而为便血也。

此言少阴热化太过，脏病于腑，而为便血也。

按：柯注下利便脓血，指大便言；热在膀胱而便血，是指小便言。汪注肾主二便，从前后便而出，皆是。

少阴热化太过，内行于里，热深者厥亦深，故少阴病但厥无汗，本无发汗之理。医者不知，而强发之，不但不能作汗，反增内热，必动其少阴之血，逆行上窍。然未知从何道之窍而出，少阴之脉循喉咙，挟舌本，系目系，或从口鼻，或从目出，是名下厥上竭。然其名亦何所取？考《内经·厥论》云：阳气衰于下则为寒厥，阴气衰于下则为热厥。其起必于足下者，以阳气起于足五指之表，阴气起于足五指之里也。今以但厥无汗之少阴病，因发汗而鼓激少阴热化之邪自下而逆上，上因失血而竭。少阴原少血之脏，血竭故为难治。

此言少阴热化太过，误发少阴汗之变证难治也。

以上三节，皆言少阴热化证。

少阴病，标寒外呈，必定恶寒，恶寒之甚，其身必踡，以少阴之脉，从然谷至俞府，皆行身之前，脉起足心，足恶寒则引起而踡也。若少阴标寒内陷，不止恶寒，而且自利，此内外皆寒，不得君火之本热，病之至危者也。然犹幸其手足之温，验阳气未绝，若手足逆冷者，为真阳已败，不治。

〔述〕此章凡六节，皆言少阴阳气衰微，而为不治之死证也。

少阴阴寒为病，得太阳之标阳可治，得君火之本热可治，下焦之生气上升可治，中焦之土气自和可治，四者全无，故为难治。

少阴病，上吐下利，恐阴阳水火之气顷刻离决。然阴阳水火之气全藉中土交合，若中土气败，则阴不交于阳而躁，阳不交于阴而烦。且土气既败，不能旁达，而为四肢逆冷者，死。

此言少阴藉中土之气上下而达四旁。若胃气绝，则阴阳离，故主死也。

少阴病，下利不止，则阴竭于下矣。若下利既止，其人似可得生。乃利虽止，而头竟眩，眩甚则昏冒，且时时自冒者，主死。何也？人身阴阳相为倚附者也。下利则阴竭于下，阴竭则孤阳无依，遂上脱而为眩冒之死证。可见阳回利止则生，阴尽利止则死矣。可见利止而眩冒为死证，利不止而眩冒更为死证矣。

此言少阴孤阳上脱者死也。"时时自冒"句下一"自"字，见病非外来，气脱时自呈之危象。

少阴病，阳气不行于四肢，故四逆；阳气不布于周身，故恶寒而身踡；阳气不通于经脉，故脉不至。且不见心烦，而惟见躁扰者，纯阴无阳之中，忽呈阴证似阳，为火将绝而暴张之状，主死。

此言少阴有阴无阳者死也。

少阴病六日已过，至七日，乃由阴而阳之候，一呼一吸为一息，呼出心与肺，吸入肾与肝。今息高者，少阴气绝于下，止呼出而不能吸入，生气上脱，有出无入，故死。

此言少阴生气脱于上者死也。

少阴病，脉微细沉，但欲卧，为阳虚不能外达，惟行于内也。汗出，为阳气不能外达，外失所卫而不固也。不烦，自欲吐，为不得上焦君火之化也，此少阴阴寒之本病，尚非必死之候，亦非必不死之候也。惟于五日为少阴主气之期，至六日而足其数，视其阴阳胜复何如耳。如五六日间，真阳自复，或因药力而复，阳复则寒解；否则阴胜而危，故少阴病以五六日为生死之关。如至五六日，其病不解，上言汗出为阳亡于表，今则自利，为阳绝于里，里寒甚于表寒也。上言不烦欲吐，为里本无热，今则复烦躁，为寒邪逼脏，真寒反为假热也。止言但欲卧，是阳气受困，今则不得卧寐者，是真阳被逼，无所归而飞越也，此皆阳气外脱，主死。

此言少阴阳气外脱者死也。

少阴标寒而本热，太阳标热而本寒。少阴病，始得之，当不发热，今反发热，是少阴而得太阳标热之化也。既得太阳之标热，其脉应浮。今诊其脉沉者，为虽得太阳之标，而仍陷少阴之里也。以麻黄附子细辛汤主之，使少阴、太阳交和于内外则愈。

此言少阴得太阳之标阳，而太阳之标阳又陷于少阴之里阴也。

麻黄附子细辛汤方

麻黄二两，去节　　细辛二两　　附子一枚，炮，去皮，破八片

上三味，以水一斗，先煮麻黄减二升，去上沫；纳诸药，煮取三升，去滓，温服一升，日三服。

〔述〕此章凡九节，论少阴自得之病，或得太阳之标，或得君火之化，或得水阴之气，或在于表，或在于里，或在于经，或归于中土，不可执一而治也。

少阴病反发热，自始得之以及二三日，值少阳主气之期，阴枢藉阳枢以转出，宜麻黄附子甘草汤微发其汗。夫太阳主表，而内合于少阴；少阴主里，而外合于太阳。今以二三日无少阴之里证，止是发热得太阳之表证，故微发汗也。

此言少阴得太阳之表证，二三日可微发汗。

麻黄附子甘草汤方

麻黄二两，去节　　甘草二两，炙　　附子一枚，炮，去皮

上三味，以水七升，先煮麻黄一二沸，去上沫；纳诸药，煮取三升，去滓，温服一升，日三服。

少阴病，得之二三日以上，自二日以及三日，各随三阳主气之期，以助上焦君火之热化也。下焦水阴之气不能上交于君火，故心中烦；上焦君火之气不能下入于水阴，故不得卧。法宜壮水之主以制阳光，以黄连阿胶汤主之。

此言少阴上焦君火之热化也。

黄连阿胶汤方

黄连四两　黄芩一两　芍药二两　鸡子黄二枚　阿胶三两

上五味，以水五升，先煮三物，取二升，去滓；纳胶烊尽，小冷；纳鸡子黄，搅令相得，温取七合，日三服。

受业周易图按：鸡属酉金而黄象地，用二枚者，取地二之阴以补心也。

少阴病，君火不宣，而太阳寒水之气用事，得之一日，正当太阳主气之期，足其数至于二日，火用不宣，全无燥渴，故口中和。背为阳，阳中之阳心也，又太阳其行在背。其人背恶寒者，是心主阳衰、太阳寒盛之证，当灸之。灸鬲、关二穴，以救太阳之寒，灸关元一穴，以助元阳之气。法宜益火之源，以消阴翳，以附子汤主之。

此节言少阴病上焦君火衰微，反得太阳之寒化。下节言下焦生阳不起，从阴而内注于骨也。

附子汤方

附子二枚，炮，破八片，去皮　茯苓三两　人参二两　白术四两　芍药三两

上五味，以水八升，煮取三升，去滓，温服一升，

日三服。

少阴病，下焦生阳之气不周于一身，故身体痛，生阳之气不充于四肢，故手足寒；生阳之气不行于骨节，故骨节痛。脉沉者，生阳之气陷而不举也，亦以附子汤主之。

〔述〕君火者，上焦君主之心火。生阳者，下焦水中之生阳，即先天之真火也。少阴病，不得君火之热化者死，热化太过者病；不得生阳之气者死，生阳渐复者生。

按：柯注此与麻黄附子甘草汤，皆是治少阴证，而有出入之不同。经曰：少阴之阴，其入于经也，从阳部注于经，其出者从阴内注于骨。发热脉沉，无里证者，从阳部注于经也；身体痛，骨节痛，脉沉者，从阴内注于骨也。从阳注经，是表热里寒，病从外来，故温而兼散；从阴注骨，是表寒里虚，病从内出，故温而兼补。

感君火之化，而病有形之经脉，奈何？少阴病，热化太过，则闭藏失职而下利；热化太过，则阴络受伤而便脓血。须知便脓血者，大肠郁化之腐脓与阴络之血相并而出，与下利清谷不同也，以桃花汤主之。

此合下二节，言少阴感君火之热化，不病无形之气化，而病有形之经脉也。

桃花汤方

赤石脂一斤，一半全用，一半筛末　　干姜一两　　粳米一升上三味，以水七升，煮米令熟，去滓；温服七合，纳赤石脂末方寸匕，日三服。若一服愈，余勿服。

少阴病，君火之热化太过者，二日阳明主气之期，得燥气之助而更甚；过少阳之三日，阳经已遍。至四日太阴，以及五日，正为少阴主气之期，热气欲奔注而下利。其未利之前，必先腹痛。下利则水液全归于大肠，其未利之前，必先小便不利，旋而下利不止，其便非清谷而为脓血者，亦以桃花汤主之。

此即上节之义，而复详其病情也。

凡病在经脉者，宜刺之。少阴病，下利，便脓血者，经脉之病也，可刺。

受业黄奕润云：此亦申明上文之义。少阴内主水火，外主经脉。水火病于内，不能循经脉出入，故标阴之水气干于脾而下利，本热之火气干于胃而便脓血。刺之则经脉通，水火运行内外矣。

按：常器之云：可刺幽门二穴在腹第二行，挟巨阙两旁各五分、交信二穴在内踝上二寸。郭白云云：刺当作灸。而不知经脉之病宜刺不宜灸也。柯韵伯云：便脓血亦是热入血室所致，刺期门以泻之。病在少阴而刺厥阴，实则泻其子也。

虽然，少阴先天水火之气皆赖后天中土以资生而资始也，医者必明乎此，方可与言少阴之证治。少阴病，上吐下利，则中土虚矣；中土虚不能灌溉四旁，故手足厥冷；不能交媾水火，故烦躁。其烦躁欲死者，水自水，火自火，阴阳欲合而不得也，以吴茱萸汤主之。

此一节，言少阴水火之气皆本阳明之水谷以资生，而复交会于中土，以总结上文数节之义。

少阴上火下水而主枢机。今少阴病，水在下而火不能下济，故下利；火在上而水不能上交，故咽痛；上下水火不交，则神机枢转不出，故胸满。且神机枢转不出，郁于内则心未有不烦者，以猪肤汤主之。

〔述〕此章凡四节，俱论少阴主枢，旋转内外，无有止息，逆则病也。

猪肤汤方

猪肤一斤

上一味，以水一斗，煮取五升，去滓；加白蜜一升，白粉五合，熬香，和令相得，温分六服。

少阴之脉，从心系上挟咽。今少阴病二三日，乃三阳主气之期。少阴君火，外合三阳，上循经脉而及咽。其咽痛者，可与甘草汤；服汤后不差者，与桔梗汤。

〔述〕此言少阴之气循经而上逆于咽也。

甘草汤方

甘草二两

上一味，以水三升，煮取一升半，去滓，温服七合，日二服。

桔梗汤方

桔梗一两　甘草二两

上二味，以水三升，煮取一升，去滓，分温再服。

少阴病，咽中伤而溃烂生疮，不能语言，声不出者，奈何？盖少阴之脉，入肺循咽喉。肺属金主声，金空则鸣。肺受火气所烁，而喉咙为之窒塞故也。以苦酒汤主之。

〔述〕此言少阴水阴之气不能上济君火也。

或问：仲景言咽痛，咽以咽物，于喉何与，而云语声不出耶？答曰：喉与咽相附，仲景言少阴病热咽痛，而喉咙即在其中。

苦酒汤方

半夏洗，破如枣核大，十四枚　鸡子一枚，去黄，纳上苦酒，著鸡子壳中

上二味，纳半夏著苦酒中，以鸡子壳置刀环中，安火上，令三沸，去滓，少少含咽之。不差，更作三剂。

少阴主枢。少阴病，热气不能从枢而出者，既有甘草汤、桔梗汤之治法矣。而寒气不能从枢而出，逆于经脉之中，而为咽中痛，非甘草、桔梗二汤所能治也，以半夏散及汤主之。

〔述〕此言少阴枢机逆于经脉，不能环转而四散也。

半夏散及汤方

半夏洗　桂枝去皮　甘草炙，以上各等分

上三味，各别捣筛已，合治之。白饮和服方寸匕，日三服。若不能散服者，以水一升，煎七沸，纳散两方寸匕，更煎三沸；下火令小冷，少少咽之。

少阴下利四逆，有寒热虚实之不同也。试先论虚寒：少阴脉微细、但欲寐之病，不见他证，只见下利，为阴寒在下，君火不得下交；大失闭藏之职，以白通汤主之。

〔述〕此节单论下利，以起下文五节之意。

此章凡六节，言少阴四逆有寒热、虚实之不同，不必尽属于阳虚也。

凡言少阴病，皆指脉微细、但欲寐而言。

白通汤方

葱白四茎　干姜一两　附子一枚，生用，去皮，破八片

上三味，以水三升，煮取一升，去滓，分温再服。

脉之生原始于肾，从下而上，由阴而阳，自内而外。少阴病，下利，脉微者，肾脏之生阳不升也，与白通汤，以启陷下之阳。而利竟不止，反见厥逆无脉，阴邪上逆而干呕，虚阳飞越而发烦者，此非药之误也。

以阴寒极盛，骤投热药而拒格耳，必取热因寒用之法，与白通加猪胆汁汤主之，使药力与病气相安。服此汤，脉暴出者，灯光之焰，主死；脉微续者，为阳气渐复，主生。

此言少阴之生阳陷下，视前证而较重也。

白通加猪胆汁汤方

葱白四茎　　干姜一两　　附子一枚，生用，去皮，破八片
人尿五合　　猪胆汁一合

上三味，以水三升，煮取一升，去滓；纳胆汁、人尿，和令相得，分温再服。若无胆，亦可用。

少阴病二三日，三阳主气，得阳热之化，病当自已矣；若不已，至四日又值太阴主气之期；交于五日，已满太阴之数。太阴主腹，故腹痛；脾主转输，故小便不利；脾主四肢，故四肢沉重而疼痛。自下利者，少阴之水病，而中土之闸折也。益肾者水也，而主乎水者，生阳之火也。火衰不能生土，土虚不能制水，水寒用事，此为有水气，乃真武之正证。然水性无定，其人或咳，或小便利，或下利，或呕者，为真武之兼证。正证宜真武汤主之，兼证宜真武汤加减主之。

此言少阴之生阳虚，而中土因以受病也。

真武汤加减法

若咳者，加五味子半升，细辛、干姜各一两；若

小便利者，去茯苓；若下利者，去芍药加干姜二两；若呕者，去附子加生姜，足前成半斤。

少阴病，下利清水完谷，寒在里也。里寒而外反热，阴盛格阳也。惟其阴盛，故手足厥逆，脉微欲绝；惟其格阳，故身反不恶寒，其人面赤色。或涉于太阴而腹痛，或涉于中胃而干呕，或循经挟咽而咽痛，或中焦谷神内虚，利止而脉不出者，俱以通脉四逆汤主之。

此言少阴内真寒而外假热也。

通脉四逆汤方

甘草二两，炙　附子一枚，生用，大者去皮，破八片　干姜三两

上三味，以水三升，煮取一升二合，去滓，分温再服。其脉即渐而出者愈，非若暴出者之自无而忽有、既有而仍无，如灯火之回焰也。面赤色者，加葱九茎；腹中痛者，去葱加芍药二两；呕者，加生姜二两；咽痛者，去芍药加桔梗一两；利止脉不出者，去桔梗加人参二两。

四肢为诸阳之本，四逆俱属阳气虚寒，然亦有阳气内郁者。少阴病，枢机不利，不能转阳气以达于手足，以致四肢厥逆，医者宜认定四逆谓主证，而枢机无主，随见或然之证，亦以互参。其人于四逆见证中，或病涉于肺而咳，或涉于心而悸，或涉于脐而小便不

利，或标寒病于内而腹中痛，或本无郁于下而泄利下重者，统以四逆散主之。

此言少阴四逆亦有里热而致也。或咳，或利，或小便不利，同小青龙证；厥而心悸，同茯苓甘草证；或咳，或利，或小便不利，又同真武证，种种是水气为患。肾为水脏，水性无定，变证处实不离其本相。

愚按：少阳为阳枢，小柴胡汤为转阳枢之专方；少阴为阴枢，此散为转阴枢之专方。学者于二方细细体会，并于两方加减处细细寻绎，知其异并知其同，知其同中之异，并知其异中之同，则于本经治法思过半矣。

四逆散方

甘草炙　枳实破，水渍，炙　柴胡　芍药

上四味，各十分，捣筛，白饮和服方寸匕，日三服。后加减法：咳者，加五味子、干姜各五分，并主下利；悸者，加桂枝五分；小便不利者，加茯苓五分；腹中痛者，加附子一枚，炮令坼；泄利下重者，先以水五升，煮薤白三升，去滓，以散三方寸匕，纳汤中，煮取一升半，分温再服。

凡少阴下利，俱属下焦虚寒，然亦有脾不转输，水津不布而利者。少阴病下利，六日为六经已遍，又交太阳所主之七日，乃阴尽出阳之期也。而利竟未止，且见肺气不调而咳，胃气不和而呕，水津不上布而渴，君火不得下交而心烦。至此，变但欲寐之本证而为不得眠者，其为热甚而躁动明矣。兹亦不用寒凉之剂，惟助脾气之转输，水津四布而诸证俱愈，如云行雨施，乾坤自有一番新景象矣，以**猪苓汤**主之。

此言少阴下利，不属于里寒，而出一输脾利水之治法也。利水之中兼育真阴，是又法外之法。

少阴上火下水，其病有水与火之分，其治若焚与溺之救。请先论君火之亢：**少阴病，得之二日**，合阳明之燥化，又交于少阳主气之三日，不能合阴阳二枢以外转，反合君相二火以内焚。其证**口燥咽干者**，君火炽盛，水阴枯竭也。**急下之**，上承热气而下济水阴，缓则焦骨焚身，不可救矣，**宜大承气汤。**

〔述〕此章凡四节，论少阴上火下水而主枢机出入者也。病在上之火者宜下之，病在下之水者宜温之。或下或温，如救焚溺，宜急而不宜缓也。首节论君火亢于上，次节论木火煽于中，三节论少阴枢转不出逆于地中，末节论少阴阴寒在下不能上达。急下急温，各有攸宜。

《难经》云：从前来者为实邪，肾之前肝也。少阴病，自利清水，乃水阴不能上济而惟下泄。且所泄者止是清水，与清谷不同，其**色纯青**，乃肝木之色。火得木助，一水不能胜二火也。心下为土之位，土受木克必痛。少阴证以口中和、口干燥为辨寒热之金针。而此口干燥者，为火盛水竭无疑矣，亦当急下之，救垂竭之水而遏燎原之火，宜大承气汤。

此少阴之水阴为木火交煽而烁竭，虽既利之后亦宜再利，通因通用也。然自利止是清水，可知水愈去而谷愈结，仍是通因塞用。

少阴病六日，交于七日，又值太阳主气之期，其病当由阴出阳而愈矣。乃君火之气，不能从枢而出，竟陷于太阴地土之中，以致腹胀不大便者。《内经》云：暴腹胀大，皆属于热。又云：一息不运，则针机穷者此也。不可不急下之，以运少阴之枢，使之外出，宜大承气汤。

〔述〕此论少阴君火枢转不出逆于地中也。

少阴先天之气发原于下而达于上。少阴阴寒之病，脉沉者，生气衰微不能上达也。急温之，以启下焦之生阳，宜四逆汤。

〔述〕此言少阴之气不能由下而上也。脉沉而四逆、吐利、烦躁等证，已伏其机，脉沉即宜急温。所谓见微知著者，消患于未形也。

究之少阴水火寒热之气变幻无常，医者能于所以然处得其悟机，则头头是道矣。少阴病，饮食入口则吐，阴寒之气甚，拒格而不纳也。然何以遽定其为少阴乎？惟于不饮食之时，审其心中温温欲吐复不能吐，以此定其为少阴枢机之病也。然胸中痰实之病，当其始得之，亦有欲吐不吐及微厥而手足发寒，与少阴寒邪相似。但少阴之脉必微细，痰滞之脉必弦迟。若脉弦迟者，此为胸中痰实，不可温其下焦也，当吐以越之。夫惟以弦迟之脉，知其膈上有痰而可吐。若膈上有寒饮，系少阴之寒气上淼。气本无形，故为有声无物之干呕者，不可吐也，急温之，温之则寒散而饮亦去矣，宜四逆汤。

按：此言少阴阴寒之气上淼，得食则吐，未得食则欲吐不吐，时而干呕也。中段言痰实脉证，为借宾定主笔。

〔述〕此二节，言少阴水火寒热之气，以终少阴之义。

少阴阴寒之证宜温。然肾为坎而主水，不宜偏温，固不待言；而心属离卦，离得坤之中爻，亦不得过于偏温也。然而温之自有其道。少阴病，里寒下利，诊其脉得阳虚之微、阴虚之涩，阳虚不能胜阴，则阴寒上逆而作呕；阴虚不能内守，则津液外越而汗出。脉证如此，亦不过揣摩其大略，犹未敢定其必然也。然则，将何以必之乎？必之于数更衣而反少者。盖以阳虚则气下坠，阴弱则勤努责也。此时既欲救阳，又欲护阴，用药不可偏胜。再四思维，只当温药扶阳养阴外，其上取百会穴而灸之。既已用姜附辈之补阳而温中，更当助姜附辈之升阳而行上，则下利可止，此即下病上取法也。

〔述〕少阴上火下水而主神机出入。故少阴篇中俱论阴阳、水火、神机枢转、上下出入之至理。知正气之出入如是，即知邪气之出入亦如是。因邪以识正，由正以识邪，邪去则正自复，正复则邪自去。攻也、补也，一而二、二而一也。悟此可以入道矣。若徒泥章句，不能通其意于言外，虽日读仲景书，日用仲景方，终属门外汉耳！

卷　六

辨厥阴病脉证篇

《内经》云：厥阴之上，风气主之，中见少阳。是厥阴以风为本，以阴寒为标，而火热在中也。至厥阴而阴已极，故不从标本，从于中见。厥阴气之为病，中见少阳之热化，则消渴。厥阴肝木在下，厥阴心包在上，风木之气从下而上，合心包，风火相击，则气上撞心，心中疼热。火能消物，故饥；胃受木克，故虽饥而不欲食。蛔感风木之气而生，蛔闻食臭则上于膈，故食则吐蛔。厥阴之标阴在下，阴在下而反下之，有阴无阳，故利不止。

此言厥阴自得之病，乃厥阴病之提纲也。

厥阴风木主气，厥阴中风，同气相感也。风为阳病，浮为阳脉。今脉微浮，以阳病而得阳脉，故为欲愈；若不浮，不得阳脉也，故为未愈。

〔述〕此言厥阴中风有欲愈之脉，有未愈之脉也。三阳经中风有中风形证，伤寒有伤寒形证。三阴中惟太阴篇有太阴中风四肢烦疼、太阴伤寒手足自温二证；而少阴、厥阴，但有中风之脉，而无中风之证。盖二经受病，邪入已深，风寒形证，更无分别。但阴经之脉当沉细，今反浮者，以风为阳邪，元气复而邪将散，故脉见微浮也，浮则欲愈矣。若脉不浮，是邪深入不能外散，故为未愈。

厥阴病欲解时，从丑至卯上，何也？少阳旺于寅卯，从丑至卯，阴尽而阳生也。解于此时者，中见少阳之化也。

此言厥阴病愈之时也。

厥阴病，阴之极也。若渴欲饮水者，得中见之化也。得中之病，即从中治，宜少少与之愈。若多与，则入于太阴而变证矣。

此言木火亢盛，得水济之，则阴阳气和而病自愈。男元犀按：水为天一之真，以水济火，贵乎得当。此曰欲饮水者，与消渴引饮有重轻也。

〔述〕厥阴篇自提纲后止此三节提出厥阴病，其余则曰伤寒，曰病，曰厥，曰下利，而不明言厥阴病者，以厥阴从中治，而不从标本也。

手冷至肘、足冷至膝为四逆。手冷至腕、足冷至踝为厥。凡诸四逆厥者，多属阳气大虚，寒邪直入之证，而热深者，亦间有之。虚寒厥逆，其不可下固不待言，即热深致厥，热盛于内，内守之真阴被烁几亡，不堪再下以竭之。吾为之大申其戒曰：此皆不可下之。推而言之，凡阴虚阳虚之家，即不厥逆，其不可下也亦然。

〔述〕此起下文诸节厥逆之意。

阴阳寒热原有互换之理。厥阴**伤寒**，先得厥阴之标阴则厥，后得少阳中见之热化则**发热**。即得热化，则向之厥时而利者，必于热时自止。医者治之得法，从此厥不再作，而利亦不再下矣。否则，复得标阴之气，仍如前之见厥复利，循环不已，而病势日加矣。

此言阴阳寒热互换之理也。

然而寒热胜复，视乎胃气。厥阴**伤寒**始得时，即得少阳中见之热化，故**发热**。既至于六日，一经已过，复作再经，不得少阳中见之化，其厥反至于九日之久。厥而即利，前详其义，兹不复赘。大凡厥利者，当不能食。今反能食者，**恐为除中**。何以谓之除中？以其除去中气，求救于食，如灯将灭而复明之象也。当以索饼试之，索饼为肝之谷，能胜胃土。今食以索饼，而不暴然发热者，知胃气尚在，故能任所胜之谷气而相安，此可以必其热来而厥回利愈。夫厥阴之厥，最喜热来，诚恐暴然之**热**一来，不久即出而复去也。后三日脉之，其热续在者，乃中见之热化犹存，即一阳之生气有主，**期之旦日寅卯、夜半子丑而愈**。所以然者，本发热六日，厥反九日，今复续补发热三日，并前六日，亦为九日，以热与厥期无太过，不及而相应，故期之旦日，夜半愈。若再后三日脉之而脉数，其热不罢者，此为中见太过，少阳**热气有余**，逆于肉里必发痈脓也。

此论寒热胜复之理，而归重于胃气也。

弟宾有按：索饼，素饼也，不入荤腥，故名素。夜半阳生，旦日阳长，阳进而阴退也。

〔述〕此节大意，谓发热则厥利止，热去则复厥利。故厥阴发热，非即愈候。厥利转为发热，乃属愈期耳。是以厥转为热，夜半可愈。热久不罢，必发痈脓。可知仲景不是要其有热，要其发热而厥利止，厥利止而热亦随罢，方为顺候。何注家不达此旨，强为注释，以致厥阴篇中，无数圣训反成无数疑窦耶！

前言脉数为热，便知脉迟为寒。伤寒脉迟，六七日，正藉此阴尽出阳之期，得阳之气而要望其阳复也。医者不知，而反与黄芩汤彻其热，则惟阴无阳矣。盖厥阴为阴之尽，当以得阳为主，忌见迟脉，而反见之。脉迟为里寒，今与黄芩汤复除其外热，则内外皆寒。腹中应冷，当不能食，今反能食，此名除中，谓中气已除而外去，必死。由此观之，伤寒以胃气为本之旨愈明矣。

〔述〕此承上文脉数而推及脉迟，反复以明其义。

厥阴伤寒先病标阴之气而厥，后得中见之化而发热。既得热化，其下利必自止，而反汗出，咽中痛者，阴液泄于外，而火热炎于上也。《内经》云：一阴一阳结，谓之喉痹。一阴者，厥阴也；一阳者，少阳也。病厥阴而热化太过，其喉为痹。所以然者，以下利不当有汗，有汗则阳热反从汗而上升也。最妙是发热之时，阳守中而无汗，则热与厥应，**而利必自止**；若厥止而热与利不**止**，是阳热陷下，**必便脓血**。夫既下陷而为**便脓血**者，则阳热不复上升，而其喉不痹。上下经气之相通如此。

〔述〕此言热化太过，随其经气之上下而为病也。

厥阴**伤寒**，若一二日未愈，过于三日之少阳，则从阳而交于阴矣。至四五日未愈，过于六日之厥阴，则又从阴而复于阳矣。阴阳不可见，见之于厥热二证。在阴而厥者，在阳**必发热**，以此知其前与后之由。四五日之**前**，遇阳而**热**者，一二日之后，遇阴**必厥**，以此知其深与微之病。厥深者热亦深，厥微者热亦微，此阴阳往复之理也。厥之治法应下之，以和阴阳之气，而反发汗者，必火热上炎，口伤烂赤，以厥阴之脉循颊里、环唇内故也。

此一节遥承上节"诸四逆厥者不可下之"，恐人泥其说而执一不通也。注家谓单指厥而言，非是。

按：前云不可下者，指承气等方而言也；此云应下之，指热证轻有四逆散，重有白虎汤，寒证有乌梅丸是也。

沈尧封云：此正邪分争，一大往来寒热病也。厥深热亦深，厥微热亦微，犹言寒重则发热亦重，寒轻则发热亦轻，论其常理也。其有不然者，可以决病之进退矣。故下文即论厥少热多、厥多热少，不知注伤寒者，皆以"热"字作"伏热"解，遂令厥阴病有热无寒矣。不思乌梅丸是厥阴主方，如果有热无寒，何以方中任用姜、附、桂、辛、椒大辛热耶？盖厥阴为三阴之尽，病及此者，必阴阳错杂。况厥阴肝木于卦为震，一阳居二阴之下，是其本象。病则阳泛于上，阴伏于下，而下寒上热之证作矣。其病脏寒，蛔上入膈，是下寒之证据也；消渴，心中疼热，是上热之证据也。况厥者逆也，下气逆上，即是孤阳上泛，其病多升少降。凡吐蛔、气上撞心，皆是过升之病，治宜下降其逆上之阳，取《内经》高者抑之之义。其下之之法，非必硝、黄攻克实热方为下剂，即乌梅丸一方已具。方中无论黄连、乌梅、黄柏，苦、酸、咸纯阴为下降，即附子直达命门，亦莫非下降药也。下之而阳伏于下，则阴阳之气顺，而厥可愈矣。倘误认为外寒所束，而反发其汗，则心中疼热之阳尽升于上，而口伤烂赤矣。

　　阴阳偏则病，而平则愈。厥阴**伤寒病**，其标阴在下，故厥五日；热化在中，故热亦五日。盖以五日足一候之数也。设六日，过五日一候之数，当复厥，不厥者，中见之化胜，不复见标阴之象也，故自愈。然或至于六日而仍厥，而其厥之罢终不过于五日，而以发热五日较之，亦见其平，故知其不药而自愈。

　　〔述〕此言厥热相应，阴阳平，当自愈也。

　　手之三阴三阳相接于手十指，足之三阴三阳相接于足十指。凡厥者，阴阳气不相顺接便为厥。厥者，手足逆冷是也。

此申明上文致厥之由，并起下文诸厥之病，承上接下之词也。

按：陈平伯云：本条推原所以致厥之故，不专指寒厥言也。看用"凡"字冠首，则知不独言三阴之厥，并该寒热二厥在内矣。盖阳受气于四肢，阴受气于五脏，阴阳之气相贯，如环无端。若寒厥则阳不与阴相顺接，热厥则阴不与阳相顺接也。或曰：阴不与阳相顺接，当四肢烦热，何反逆冷也？而不知热邪深入，阳气壅遏于里，不能外达于四肢，亦为厥冷，岂非阴与阳不相顺接之谓乎？仲景立言之妙如此。

受业周易图按：阴阳者，厥阴、少阳也。厥阴统诸阴之极，少阳总诸阳之始，一行阴道而接于阳，一行阳道而接于阴。阴阳相贯，如环无端，此顺接也；否则，阴阳之气不交，则为厥矣！

厥有相似者，必须细辨，吐蛔尤其显然者也。而躁而不烦与烦而不躁，为少阴、厥阴之真面目，亦生证、死证之大关头。伤寒病，脉微为少阴之本脉，而厥为少阴之阴证，至再复于太阳之七日、阳明之八日，不得阳热之化，不特手足厥冷，而周身之肤亦冷。其人躁动而无暂安时者，孤阳外脱，而阴亦不能为之守也。此为少阴之脏真将绝，而厥非为厥阴之蛔厥也。蛔厥者，其人当吐蛔。以吐蛔为厥阴主证之大眼目也。今病者不躁而静，静中而复有时发烦，与无暂安时者不同，**此为脏寒，蛔不安而上入于膈**，故因蛔之上膈而烦，又因蛔之下膈，须臾而烦复止，得食而呕，即所谓饥不能食是也。又烦者，即所谓气上撞心，心中热是也。**蛔闻食臭出，其人当自吐蛔**，即所谓食则吐蛔是也。厥阴为风木之脏，虫从风生，故凡厥阴之变证不一，无论见虫不见虫，辨其气化，不拘其形迹，皆可约其旨为**蛔厥**者，统以乌梅丸主之。又主久利方，何也？以厥阴证非厥见利，此方不特可以治厥，而并可以治利。凡阴阳不相顺接，厥而下利之证，亦不能舍此而求方。

此借少阴之脏厥，托出厥阴之蛔厥，是明托法。节末补出"又主久利"四字，言外见本经厥、利相因，取乌梅丸为主，分之为蛔厥一证之专方，合之为厥阴各证之总方。以"主久利"而托出厥阴之全体，是暗托法。作文有借宾定主之诀，余请与儒医说此腐话。

乌梅丸方

乌梅三百个　　细辛六两　　干姜十两　　黄连一斤　　当归四两　　附子六两，炮　　蜀椒四两，炒去汗　　桂枝六两　　人参六两　　黄柏六两

上十味，异捣筛，合治之。以苦酒渍乌梅一宿，去核，蒸之五升米下，饭熟捣成泥；和药令相得，纳臼中，与蜜杵二千下，圆如梧桐子大。先食饮服十丸，日三服。稍加至二十丸。禁生冷、滑物、臭食等。

厥阴不特藉少阳之热化，而尤藉少阳、少阴之枢转。厥阴**伤寒**，微从少阳之热化则**热少**，微现厥阴之标阴则厥微。惟其热少厥微，故手足不厥冷，而止见**指头带寒**。少阳主阳之枢，少阴主阴之枢，阴阳枢转不出，故默默不欲食。少阳主烦，厥阴主躁，阴阳不能以骤交，故俟数日，若小便利、色白者，枢转利，而三焦之决渎得气，**此热**从水道之下行而除也。然病以胃气为本，故必以食验之。其人欲得食，胃气和，**其病为愈**；若厥而呕，少阴枢转不出也，胸胁烦满者，少阳枢转不出也。阴阳并逆，不得外出，内伤阴络，**其后必便血**。《内经》云：阴络伤则便血是也。

以上俱言厥阴藉少阳之热化，而此言热化之外又藉其枢转，且又藉阳枢挟阴枢而俱转也。

热邪内陷，既为便血证矣。而寒邪内陷，其证若何？病者手足厥冷，厥阴乏中见之化，而标阴之为病重矣。胸在上而主阳，腹在下而主阴。今阴邪各从其类，不结于上，故言我不结胸，结于下故小腹满，以手按之而痛者，以厥阴之脉过阴器抵少腹，**此冷结在小腹内之膀胱关元也**。

〔述〕上节热邪枢转不出，逆于阴络而便脓血；此节寒邪枢转不出，逆于膀胱关元而为冷结也。

脐下四寸为中极，三寸为关元。少阳之气出于中极，循关元而上。

厥阴伤寒发热四日，厥反三日，复热四日，即厥与热之日数比较，厥少热多者，为阳气进而阴气退，其病势当易愈；若四日至七日，寒去而热不除者，阳气太过，阴血受伤，其后必便脓血。

此节言阴阳胜负可以日数之多寡验之也。

厥阴病多有便血者，以厥阴主包络而主血也。

〔述〕张注：《内经》云：人之伤于寒也，则为热病，热虽盛不死，是伤寒以热为贵也。然热不及者病，太过者亦病。故此二节论寒热之多少，以明不可太过与不及也。

厥阴伤寒，厥四日，热反三日，复厥五日，其病势为进，即其厥与热之日数比较，寒之数多，而热之数少，阴气盛而阳气退，故其病势为进也。

上节言热胜于厥而伤阴，此节言厥胜于热而伤阳也。

陈平伯云：上条以热多而病愈，本条以厥多而病进。注家皆以热多正胜、厥多邪胜立论，大失仲景本旨。如果热多为正胜，当幸其热之常在，以见正之常胜，何至有过热便脓血之变？且两条所言之厥，皆因热深，非由寒胜。发热与厥总是邪热为祸，有何正胜、邪胜之可言？乃仲景以热多为病愈，厥多为病进者，是论病机之进退，以厥为热邪向内，热为热邪向外。凡外来客热，向外为退，向内为进也。故热多为病邪向愈之机，不是病邪便愈之候。所以纵有便脓血之患，而热逼营阴，与热深厥逆者，仍有轻重。若是厥多于热者，由热深壅闭，阳气不得外达四肢，而反退处于邪热之中。复申之曰：阳气退故为进。见厥多热少因阳气退伏，不因阳虚寂灭，于热深之病机为进也。此虽引而不发之旨，然仲景之意自是跃如，奈何注家不能推测，反将原文蒙晦耶！按：此说未免矫枉过正。

厥阴有不治之证，不可不知。伤寒六日，厥阴主气既至，七日，值太阳主气之期，竟不能得阳热之化。阳欲绝而不行于脉，故脉微，阳欲绝而不行于四肢，故手足厥冷。虚阳在上而不能下交于阴，故烦；真阴在下，而不能上交于阳，故躁。此阴阳水火不交之故，宜灸厥阴，以启阴中之生阳，而交会其水火。若灸之而厥不还者，阳气不复，阴气乖离，故死。

此言上下水火不交而死也。言厥阴之病俱见少阴之死证，以少阴为厥阴之母，乙癸同源，穷则反本之义也。

张令韶云：灸厥阴，宜灸荥穴、会穴、关元、百会等处。荥者行间穴也，在足大指中缝间。会者章门穴也，在季胁之端，乃厥阴、少阳之会。关元在脐下三寸，足三阴经脉之会。百会在顶上中央，厥阴督脉之会。

沈丹彩云：可灸太冲二穴，在足大指下后二寸陷中，灸三壮。盖此穴系厥阴脉之所注也。

此章凡六节，皆论不治之死证。

厥不还者死，可知厥阴病发热为不死证矣。然发热亦有三者为死证：一者，厥阴**伤寒**，既见**发热**，则利当自止，而反**下利**；身虽发热，而手足反见厥逆，是孤阳外出，独阴不能为之守，而**躁不得卧**者，阴盛格阳，主死。

此言厥阴发热，以躁不得卧定为死证也。

二者，厥阴**伤寒**，以热多厥少为病退，病退则利渐止而厥渐回矣。今既见**发热**，热甚而下利**至甚**，热利不止而厥亦不止者，即《金匮》所云六腑气绝于外者手足寒，五脏气绝于内者利下不禁。脏腑气绝，故主死。

此言厥阴发热，以厥不止定为死证也。

三者，厥阴**伤寒**六日为厥阴主气之期，交七日又有太阳阳热之化，故不利，若热微而渴，汗濈濈而微利者，是阳复之证，不可认为虚脱。倘若骤然便见**发热**而下利，其人汗出不止者，热、汗、下一时并见，乃真阳之气虚脱于内而为利，浮散于外而为热为汗，主死。所以然者，表里之阳气皆去，阴气独存，有阴无阳故也。

此言厥阴发热，以汗出不止定其为死证也。

然以上皆亡阳之死证，而亡阴死证不可不知。**伤寒五六日**，六经已周也，不伤于气而伤于血，故不结胸；既不结胸，则腹亦不硬而软濡。脉乃血脉，血虚则脉亦虚。阴血虚于内，不能与阳气相接于外，故手足复厥者，慎不可下。此厥不为热深，而为亡血，若误下之，则阴亡而阳亦亡矣，故死。

上节言亡阳而死，此节言亡阴而死也。

病既见少阳之热化而发热，而仍得厥阴之阴寒而厥。厥至于七日，六气已周，而又来复于太阳，而厥应止矣。今则不惟不止，反加下利者，此阴盛虽未至于死，而亦为难治。总之，厥阴为阴之尽，不得阳热之化，即为不可治矣。

〔述〕此言六气已周，病不解而主难治之证也。

阳盛则促，虽手足厥逆，亦是热厥，忌用火攻。然有阴盛之极，反假现数中一止之促脉。但阳盛者，重按之指下有力；阴盛者，重按之指下无力。伤寒脉促，知其阳盛之假；手足厥逆者，知其阴盛之真，可于厥阴之井、荥、经、俞等穴灸之，以通其阳。盖以厥阴为阴之极，贵得生阳之气也。

此言厥证之寒也。

〔述〕此章凡八节，皆论厥证之有寒有热有虚有实也。

伤寒脉滑而厥者，阳气内郁，而不得外达，外虽厥而里有热也，白虎汤主之。

此言厥证之热也。脉滑为热，然必烦渴引饮，乃为白虎汤之对证。

受业何鹤龄按：白虎汤论中两见：一见于阳明篇，曰伤寒脉浮滑，表有热里有寒也；此篇曰伤寒脉滑而厥者，里有热也。盖以脉滑为热，彼滑脉从浮分而见，故主表热；而此为里热，其滑脉从沉分而见可知也。

经脉流行，常周不息。若经血虚少，则不能流通畅达，而手足为之厥寒，脉细按之欲绝者，以当归四逆汤主之。若其人内有久寒者，宜当归四逆加吴茱萸生姜汤主之。

此言经脉内虚，不能荣贯于手足，而为厥寒之证也。

内者中气也，姜、茰以温中气。

一说久寒即寒疝、癥瘕之属。

沈尧封云：叔和释脉云细极谓之微，则此之脉细欲绝，即与微脉混矣。不知微者薄也，属阳气虚；细者小也，属阴血虚。薄者未必小，小者未必薄也。盖营行脉中，阴血虚，则实其中者少，脉故小；卫行脉外，阳气虚，则约乎外者怯，脉故薄。况前人用"微"字多取"薄"字意，试问"微云淡河汉"薄乎细乎？故少阴论中，脉微欲绝用通脉四逆主治，回阳之剂也。此之脉细欲绝，用当归四逆汤主治，补血之剂也。两脉阴阳各异，岂堪混释？

受业何鹤龄按：此厥阴不能上合于心包也。心包主血亦主脉，横通四布。今心包之血不四布，则手足厥寒，又不能横通于经脉，则脉微欲绝，故以此汤养血通脉以主之。

当归四逆汤方

当归三两　桂枝三两　芍药三两　细辛三两　大枣二十五个　甘草二两，炙　通草二两。按：即今之木通是也。今之通草名通脱木，不堪用。

上七味，以水八升，煮取三升，去滓，温服一升，日三服。

当归四逆加吴茱萸生姜汤方

即前方加吴茱萸半升、生姜三两，以水六升、清酒六升和煮，取五升，去滓，分温五服。

陈平伯云：仲景治四逆，每用姜附。今当归四逆汤中，并无温中助阳之品，即遇内有久寒之人，但加吴茱萸、生姜，不用干姜、附子，何也？盖厥阴肝脏藏营血而应肝木，胆腑内寄，风火同源。苟非寒邪内犯，一阳生气欲寂者，不得用大辛大热之品以扰动风火。不比少阴为寒水之脏，其在经之邪可麻、辛与附子合用也。是以虽有久寒，不现阴寒内犯之候者，加生姜以宣泄，不取干姜之温中；加吴茱萸以苦降，不取附子之助火。分经投治，法律精严，学者所当则效也。

受业林士雍按：此证何以辨为真厥阴中风之病？盖风为阳邪一也，入于一经，则随一经之气变其面目。论中提六经之病，皆加一"为"字可味。中于厥阴，阳邪盛则其厥愈深，其脉愈细，所谓先厥后必发热也。大要从本篇提纲处细绎其旨，而得其真。今且于本节后半"若其人内有久寒者"八字对面寻绎出来，彼曰内，便知此之为外，太阳篇有外不解用桂枝汤之例。彼曰久，便知此为暴病，非十日已去过经不解之邪。彼曰寒，寒为阴邪，便知此为中风之阳邪，故君当归补厥阴之血，即取桂枝汤为解外之法，加细辛、木通，烈而且通，因病未久，而期速去之意。去生姜重加大枣，以风为阳邪，与厥阴合为一家，恐助辛、桂之热，当驯辛、桂之性。若内有久寒，方加吴萸、生姜、清酒之温。一为中风主治，一为伤寒主治。

经脉内虚而厥，既有当归四逆之治法矣，而阳虚而厥，治之奈何？大汗出为表阳虚，热不去为阳气外越，内拘急为阴气内盛，四肢疼为阳虚不能四达，又下利为下焦之生阳下泄。厥逆而恶寒者，表阳脱于外，生阳泄于下也，以四逆汤主之。回表阳之外脱，救生阳之下陷。

此阳虚而厥，反作假热之象也。

陈亮师云：大汗出，谓如水淋漓；热不去，谓热不为汗衰。盖言阳气外泄，寒邪独盛。表虚邪盛如此，势必经脉失和，于是有内拘急、四肢疼之证也。再见下利、厥逆，阴寒内盛；恶寒，阳气大虚，故用四逆汤急急温经复阳以消阴翳。

陈平伯云：大汗、身热、四肢疼，皆是热邪为患。

而仲景便用四逆汤者，以外有厥热、恶寒之证，内有拘急、下利之候。阴寒之象内外毕露，则知汗出为阳气外亡，身热由虚阳外越，肢疼为阳气内脱。不用姜附以急温，虚阳有随绝之患，其辨证处又只在恶寒下利也。总之，仲景辨阳经之病，以恶热、不便为里实；辨阴经之病，以恶寒、下利为里虚，不可不知。

愚按：上节言内有久寒而厥，只用生姜、吴茱萸；此节言热不去，厥逆而恶寒，重用干姜、生附子，学者务宜于此处讲究。

阳亡于外而大汗，若阳脱于内而大下利，外亡内脱而厥冷者，四逆汤主之。

此阳虚而厥，无假热之象也。上节有假热，此节无假热。

陈亮师云：汗而云大，则阳气亡于表；下利云大，则阳气亡于里矣。如是而又厥冷，何以不列于死证条中？玩本文不言五六日、六七日，而但云大汗大下，乃阴寒骤中之证。凡骤中者，邪气虽盛，而正气初伤，急急用温，正气犹能自复，未可即称死证。不比病久而忽大汗大下，阴阳即脱而死也，故用四逆汤，胜寒毒于方危，回阳气于将绝，服之而汗利止，厥逆回，犹可望生。

程扶生云：不因汗下而厥冷者，用当归四逆；因汗下而厥冷者，用四逆，此缓急之机权也。

喻氏曰：此证无外热相错，其为阴寒易明，然既云大汗大下，则阴津亦亡。但此际不得不以救阳为急，俟阳回，乃可徐救其阴也。

愚按：救阴非熟地之类，四逆汤加人参足矣。

亦有因痰水而致厥者，厥虽不同，究竟统属于厥阴证内，不可不知。试先言痰厥：病人无他证，忽然手足厥冷，以四肢受气于胸中，胸中为痰饮结聚，斯气不能通贯于四肢矣。脉乍紧者，以痰脉怪变无常，不紧而忽紧，忽紧而又不紧也，实指其病原之所在。曰邪结在胸中，胸者心主之宫城。心为邪碍，心下满而烦，烦则火能消物，故饥；满则痰火壅塞，虽饥而仍或不能食者，治法高者越之，此病在胸中，当须吐之。宜瓜蒂散。

此言痰之为厥也。

受业黄奕润按：此厥阴不病阴脏之虚寒，而病胸中之阳位。既在胸中，不必治其风木，惟吐去胸中之邪，则木欣欣而向荣矣。

再言水厥，伤寒手足厥，其证不一，而惟审其心下悸者，为水停于心之下、胃之上。心为阳脏而恶水，水气乘之，是以悸动。宜乘其未入胃之时，先治其水，当服茯苓甘草汤。虽曰治水，却治其厥，倘若不尔，则水从上脘渍入于胃，必作利也。夫厥证最忌下利，利则中气不守，邪愈内陷。故与其调治于既利之后，不若防患于未利之前，所以宜先治水。

此言水之为厥也。

茯苓甘草汤方见太阳篇二卷。

魏念庭云，此厥阴病预防下利之法。盖病至厥阴，以阳升为庭愈，邪陷为危机。若夫厥而下利，则病邪有陷无升，所以先治下利为第一义，无论其厥之为寒为热，而俱以下利为不可犯之证。如此条厥而心下悸者，为水邪乘心、心阳失御之故，见此则治厥为缓，而治水为急，何也？厥犹可从发热之多少，以审进退之机；水则必趋于下，而力能牵阳下坠者也。法用茯苓甘草汤以治水，使水通而下利不作，此虽治末，实治本也。若不治水，则水渍入胃，随肠而下，必作下利。利作则阳气有降无升，厥、利何由而止？故治厥必先治水也。

厥证以作利为大忌，未利宜预防其自利。若误下而利不止，不可不立救治之法，以尽人事。伤寒六七日，乃由阴出阳之期，医者不知，误施大下之后，虚其阳气，故寸口之阳脉沉而迟，阳虚不与阴相接，故手足厥逆。且大下之后，虚其阴气，故下部之阴脉不至，阴虚亦不与阳接。阴阳两不相接，此手足厥逆之所由来也。厥阴之脉，贯膈，上注肺，循喉咙之后。大下后亡其津液，遂成肺痿，故咽喉不利，而唾脓血。泄利不止者，厥阴首节以下之利不止为示戒，今误下为生气内陷之剧证矣，此为难治。然亦不忍置之而不治，姑以麻黄升麻汤主之。

此承上节必作利而言大下后之剧证也。钱天来云：

厥阴为含阳之体，阳气藏于至阴之中，乃阴之极处。所以本篇首条即有下之利不止之禁。在阳经尚有表证未解者，况阴经本不可下而妄下之，使未解之经邪陷入于至阴之中乎？寸脉者，气口也，经云：气口独为五脏主胃，阳衰而寸脉沉迟也。手足，四肢也，经云：四肢为诸阳之本，阳虚故手足厥逆也。下后阳虚于下，故下部脉不至；下寒则热迫于上，故咽喉不利而吐脓血也。即前所谓厥后热不除者，必便脓血；热气有余，必发痈脓及口伤烂赤之变证也。泄利不止，寒邪在下，所谓厥者必利，亦即下之利不止之义也。正虚邪实，阴盛阳衰，寒多热胜，表里舛错，治寒则遗其热，治热必害于寒，补虚必助其实，泻实必益其虚，诚为难治。仲景不得已，立麻黄升麻汤主之。

麻黄升麻汤方

麻黄二两半，去节　升麻一两一分　当归一两一分　知母　黄芩　萎蕤各十八铢　石膏碎，绵裹　白术　干姜　芍药　天门冬去心　桂枝　茯苓　甘草炙。各六铢

上十四味，以水一斗，先煮麻黄一两沸，去上沫，纳诸药，煮取三升，去滓，分温三服。相去如饮三斗米顷，令尽。汗出愈。

伤寒三日之后，阳入于阴，至四五日病未愈，则气又值于厥阴。其人腹中痛，为太阴之部位，若转气下趋少腹者，由太阴而仍归厥阴之部位。是厥阴不得

中见之化，反内合于太阴，寒气下趋，惟下不上，此欲自利也。

此言厥阴寒利也。

〔述〕自此以下凡十八节，皆论厥阴下利有阴阳、寒热、虚实、生死之不同也。

伤寒，人平日本自虚寒利下，医复吐下之，则上热为下寒所格，盖以寒本在下，而更逆之以吐下，下因下而愈寒，上因上而愈热。若火之上炎，食入口即吐，不宜于橘、半、甘草，以干姜黄连黄芩人参汤主之。

此言厥阴因吐下而为格阳证也。若汤水不得入口，去干姜加生姜汁少许，徐徐呷之。此少变古法，屡验。

干姜黄连黄芩人参汤方

干姜　黄芩　人参　黄连各三两

上四味，以水六升，煮取二升，去滓，分温再服。

厥阴若得中见之化则自愈。下利为标阴在下之病，有微热而渴，则为火气在中矣。更得脉弱者，可以定其少阳微阳渐起，遂断之曰：今自愈。

此言得中见之化。

下利脉数，少阳火热胜也。有微热汗出，厥阴、少阳两相和合，亦可断之曰：今自愈。然紧与数相似而实不同，数为阳为热，紧为阴为寒。吾谓数脉自愈者，以其得少阳之化也。设今不数而复紧，是复得厥阴之气矣，故为未解。

此亦言得中见之化，又以数、紧二脉分言其解与未解也。

厥阴下利，手足厥冷，阳陷下不能横行于手足也。无脉者，阳陷下不能充达于经脉也。灸之，起陷下之阳，手足应温而竟不温，然手足虽不温，而犹望其脉还为吉兆；若脉亦不还，反加微喘者，是下焦之生气不能归元而反上脱也，必死。所以然者，脉之源始于少阴，生于跌阳。少阴、跌阳为脉生始之根，少阴脉不至，则跌阳脉不出。故少阴在下，跌阳在上，故必少阴上合，而负于跌阳者，戊癸相合，脉气有根，其证为顺也。其名负奈何？如负载之负也。

此言厥阴下利阳陷之死证，而并及于脉之本源也。

厥阴下利，脉当沉迟。若寸脉反见浮数，乃热邪上乘心包也。尺为阴部，涩则无血。尺中自涩者，阴血虚也。阳盛阴虚，迫血下行，必清脓血。

此言热伤包络而便脓血也。包络手厥阴而主血也。

上节言阴盛伤阳，此节言阳盛伤阴。

厥阴内合脏气而中见少阳，不在于里，即在于中，故无表证。下利清谷，脏气虚寒也。脏气虚寒，当温其里，不可攻表，攻表汗出，则表阳外虚，里阴内结，故必胀满。经云脏寒生满病是也。

此言厥阴脏气虚寒而下利，不可发汗也。

厥阴下利，喜得少阳中见之化，少阳之脉弦而不沉，若脉沉弦者，为少阳初阳之气下陷，故利而下重也；夫少阳为阴中初阳，不可不及，亦不可太过。若脉大者，则为太过，其利未止；若脉见微弱之阴象，又见数之阳象者，乃阴中有阳，正合少阳之象，为欲自止。考之《内经》有身热则死之说，而此得中见之化，为阴出之阳，虽发热，不死。

此言厥阴下利而中见之气下陷也。下重是火邪下迫于肛门，见下白头翁汤证。然亦有木气不升，恐苦寒无以升达木气。喻嘉言借用小柴胡汤，亦是巧思暗合。即局方人参败毒散，亦颇有意义。

厥阴阴寒在下，则为下利，脉沉而迟，三阳之气上循头面，阳格于上，则其人面少赤，虽身有微热，喜其得少阳之热化，但得少阳之热化少，而得厥阴之标阴多。其下利清谷者，厥阴之标阴全陷于下可见也。阳热在上，阴寒在下，两不相接，危在顷刻。惟大具旋转乾坤之手者，取少阴篇大方救之，从阴出阳，俨有龙战于野之象，必郁冒汗出而解。然虽解而病人必微厥，所以然者，其面戴阳，阳在上而不行于下，下焦阳虚故也。

此言三阳阳热在上，而在下阴寒之利，犹冀其上下交通而得解也。师于最危之证，审其有一线可回者，亦不以不治而弃之，其济人无已之心，可谓至矣！但此证医家托别故而远去，病家听于命而不药，余每遇此，独肩其任，十中亦可愈其六七。持无如三四证之未愈者，受怨招谤，实徒自苦，至今而不能改者。区区此心，如是则安，不如是则不安也。

厥阴下利证，前言脉数，有微热汗出，今自愈；又言有微热而渴，脉弱者，今自愈。皆言得中见之化也。设不差，乃中化太过，上合厥阴心包，必随下迫而清脓血。盖少阳三焦属火，厥阴心包亦属火，两火相并，以有热故也。

此遥承第三、第四节而言也。

下利生死之证，论之详矣，而兹再言，申其利后。下利后中土虚也，中土虚则不能从中焦而注于手太阴，故脉绝，上贯四旁，虚则手足不温而厥冷。脉以平旦为纪①，一日一夜终而复始，共五十度而大周于身。晬②时为环转一周。而脉得还，手足温者，中土之气将复，复能从中焦而注于太阴，故生；脉不还者，中土已败，生气已绝，虽手足不逆冷，亦主死。

〔述〕此言生死之机全凭于脉，而脉之根又藉于中土也。夫脉生于中焦，从中焦而注于手太阴，终于足厥阴，行阳二十五度，行阴二十五度，水下百刻一周。循环至五十度，而复大会于手太阴。故脉还与不还，必视乎晬时也。陈亮师云：此言下利后死证。诸节皆言下利，此节独言下利后，则与少阴下利止而头眩、时时自冒者同意也。利后似乎邪去，殊不知正气与邪

---

① 纪：基也。《诗·终南》："有纪有堂"。
② 晬：周时也。

气俱脱之故。晬时脉还手足温者，阳气尚存一线，犹可用四逆、白通等法，否则死期近矣，敢望生哉？

此证若是久利脉绝，断无复还之理。若一时为暴寒所中，致厥冷脉伏，投以通脉四逆、白通之类，尚可望其还期，然医家之肩此重任亦难矣！

伤寒下利，日十余行，则胃气与脏气俱虚矣。证虚而脉反实者，无胃气柔和之脉，而真脏之脉见矣，主死。

〔述〕此言证虚脉实者死也。

谷入于胃，藉中土之气变化而腐，以成糟粕，犹奉心化赤而为血之义也。若寒伤厥阴，厥阴之标阴气盛，谷虽入胃，不能变化其精微，蒸津液而泌糟粕。清浊不分，以致下利清谷，阴盛格阳，以致里寒外热，汗出而厥者，与少阴篇之通脉四逆汤证相似，亦宜以通脉四逆汤主之，启生阳之气，而通心主之脉。

此言里不通于外，而阴寒内拒；外不通于里，而孤阳外越。非急用大温之剂，必不能通阴阳之气于顷刻。

厥阴协中见之火热而利，谓之热利下重者，热郁于下，气机不得上达也，以白头翁汤主之。

〔述〕上节言里寒下利而为清谷，此节言里热下利而为下重也，即《内经》所谓暴注下逼，皆属于热之旨也。《条辨》云：下重者，厥阴经邪热下入于大肠之间，肝性急速，邪热甚则气滞壅塞，其恶浊之物急欲出而不得，故下重也。

白头翁汤方

白头翁二两　黄连　黄柏　秦皮各三两

上四味，以水七升，煮取二升，去滓，温服一升。不愈，更服一升。

厥阴病，下利腹胀满，为里寒；**身体疼痛者**，为表寒。夫脏寒生满病，厥阴之脉挟胃，寒甚则水谷之气下行，阴寒之气上逆，故不惟下利，而且胀满也。表里相权，以里为主，必也先温其里；里和而表不解，始乃专攻其表。温里宜四逆汤，攻表宜桂枝汤。

此节言寒在表里，治有缓急之分也。

〔述〕下利而腹胀满，其中即伏清谷之机。先温其里，不待其急而始救也。里和而表不解，可专治其表。朱注云：攻，专治也。此不曰救，而曰攻，义同。

下利欲饮水者，以有少阳火热在中，阴液下泄而不得上滋故也，以白头翁汤主之。

此节言热淫上下，方有一贯之道也。

〔述〕此申明白头翁汤能清火热以下降，而引阴液以上升也。

厥阴下利，谵语者，中见火化，与阳明燥气相合，胃气不和，有燥屎也。厥阴忌下，有燥屎不得不下也，宜小承气汤微和胃气。

〔述〕此言中见火化、上合燥气，而为阳明燥实证也。

　　前既详下利后之死证，今试言下利后不死之证。下利后，水液下竭，火热上盛，不得相济，乃更端复起而作烦。然按之心下濡者，非上焦君火亢盛之烦，乃下焦水阴不得上济之烦，此为虚烦也，宜栀子豉汤以交水火。

　　此言下利后水液竭，不得上交于火而为虚烦也。

　　厥阴包络属火而主血，呕家有痈脓者，热伤包络，血化为脓也。此因内有痈脓腐秽，欲去而呕。若治其呕，反逆其机，热邪内壅，无所泄矣。必不可治呕，脓尽则热随脓去则自愈。

　　〔述〕此章凡四节，俱论厥阴之呕，有气血、寒热、虚实之不同也。

　　厥阴病，气机上逆而呕，里气大虚而脉弱，气机下泄而小便复利，身有微热，见厥者，阴阳之气不相顺接也。上者自上，下者自下，有出无入，故为难治。若欲治之，且以四逆汤主之。

　　〔述〕此言上下内外气机不相顺接，而为难治之证也。

　　有声无物而干呕，其所吐只是涎沫，兼见头痛者，厥阴之脉挟胃上巅故也，以吴茱萸汤主之。

　　此言厥阴阴寒极盛，津液为寒气绊逆而上，故所呕皆涎沫，而无饮食、痰饮，而且逆行巅顶而作头痛，非此大剂不能治此剧暴之证。方中无治头痛之药，以头痛因气逆上冲，止呕即所以治头痛也。

厥阴主合，不特藉中见之化，尤藉中见之枢。今呕而发热者，合而不能枢转也，以小柴胡汤主之。

此厥阴病从少阳之枢而治之也。"发热"二字，应是寒热往来。

〔述〕厥阴与少阳为表里，邪在厥阴，惟恐其厥逆下利。若见呕而发热，是脏邪还腑，自阴出阳，无阴邪变逆之患矣，故当从少阳法治之。

伤寒以胃气为本，不独厥阴然也，而厥阴不治，取之阳明，尤为要法。伤寒大吐大下之，则内既极虚，复极汗出者，则外亦极虚。虚则气少，不得交通于内，徒怫郁于外，故以其人外气怫郁，恰如外来之邪怫郁于表。医人认为邪热不得汗，复与之水以发其汗，既虚且寒，因而得哕，所以然者，胃中寒冷故也。

〔述〕此言伤寒以胃气为本，故特结胃气一条，以终厥阴之义。盖汗吐下皆所以伤胃气，故于此总发明之。

仲景书"哕"即"呃"也。哕为重症，与方书呕吐哕作一类者不同。

哕既有虚寒之证，亦有实热之证。厥阴之经，抵少腹，挟胃，上入颃颡。凡哕呃之气必从少腹而起，由胃而上升于咽嗓故也。伤寒哕而腹满，必其人前后便不利，水火之气不得通泄，反逆于上而作哕矣。视其前后，知何部不利，利之则哕愈。

〔述〕即一哕通结六经之证，以见凡病皆有虚实，不特一哕为然也。然即一哕，而凡病之虚实皆可类推矣。故于此单提哕证一条，不特结厥阴一篇，而六篇之义俱从此结，煞是伤寒全部之结穴处也。夫伤寒至哕，非中土败绝即胃中寒冷，然亦有里实不通，气不得下泄，反上逆而为哕者。《玉机真脏论》曰：脉盛、皮热、腹胀、前后不通、闷瞀，此谓五实。身汗得后利，则实者活。今哕而腹满，前后不利，五实中之二实也。实者泻之，前后大小便也。视其前后二部之中何部不利，利之则气得通，下泄而不上逆，哕即愈矣。夫以至虚至寒之哕证，而亦有实者存焉，则凡系实热之证，而亦有虚者在矣。医者能审其寒热虚实，而为之温凉补泻于其间，则人无夭折①之患矣。

辨霍乱病脉证并治法

问曰：病有霍乱者何？答曰：中土为万物之所归，邪伤中土，邪气与水谷之气一时交乱，故上呕吐而下利。邪正纷争，仓忙错乱，名曰霍乱。

此节言霍乱之邪在内也。

问曰：病发热，头痛，身疼，恶寒，尽同太阳伤寒，只是上吐下利一时并作，杂以太阴证在内者，此

---

① 夭折：原作"壬扎"，据文义改。

属何病？答曰：此名霍乱。霍乱之为名，自来定于吐下，又或吐利止而霍乱之内邪已解，而表邪未解，复更发热也。

此言霍乱之邪，内外俱病，内解而外未解，则霍乱复转为伤寒矣。夫曰"利止"，不曰"吐止"者，省文也。

伤寒，其脉因吐利后气虚而微，因吐利后血虚而涩者，其吐利本是霍乱，今更发热又是伤寒。却至四日太阴、五日少阴，至阴经主气之上，或转入于脏阴，则脏阴受邪，必复下利，何则？此证本由霍乱，呕吐下利而得者，今若下利，是为重虚，不可治也。若利止发热，至四五日，而病人欲似大便，而反矢气，仍不利者，为不入于阴，而仍属阳明也。属阳明则燥气在上，便必硬，十三日经气两周自愈，所以然者，以行其经尽故也。

此承上文而言。霍乱之邪若从内而外，即是伤寒，内而益内，转入于阴，即为不治之证。

霍乱下利止后，复更发热，而为伤寒，当便硬，硬则胃阳已复，寒邪已去，能食者愈。今反不能食，到后经中，复值阳明主气之期，胃和故颇能食；即复过一经，三传而至十三日，亦能食；又过十三日之一日，乃十四日，又当阳明主气之期，阳明气旺当愈。若不愈者，又当于别经中求之，不专属于阳明也。伤寒传经，当活泼泼看去，不可胶柱而鼓瑟也。

此再申上文之义。

霍乱利止后，恶寒脉微，阳气虚不能支而复利。夫中焦取汁，化而为血，下利则伤其中焦，气血之根源亏矣，利虽止而亡血也，用四逆加人参汤主之。四逆汤补阳气，加人参以滋中焦之汁。

此言虚寒利后，温药中须得补气以致水之妙也。

四逆加人参汤方

即于四逆汤方内加人参一两。

呕吐而利，一时并作，病名霍乱，头痛发热，身疼痛，内霍乱而外伤寒。得阳明之燥气而热多欲饮水者，以五苓散主之，助脾土以滋水精之四布。不得燥气而寒多不用水者，理中焦而温补其虚寒，以理中丸主之。然丸不及汤，丸缓而汤速也。

〔述〕此言霍乱内伤脾土，无论寒热，而皆以助脾为主也。

理中丸方

人参　甘草炙　白术　干姜各三两

上四味，捣筛为末，蜜丸如鸡子黄大。以沸汤数合和一丸，研碎，温服之，日三服，夜二服。腹中未热，益至三四丸，然不及汤。汤法：以四物依两数切，用水八升，煮取三升，去滓，温服一升，日三服。附加减法：

若脐上筑者，肾气动也，去术加桂四两；吐多者，去术加生姜三两；下多者，还用术；悸者，加茯苓二两。渴欲得水者，加术足前成四两半；腹中痛者，加人参足前成四两半；寒者，加干姜足前成四两半。腹满者，去术加附子一枚。服汤后如食顷，饮热粥一升许，微自温，勿发揭衣被。总结服汤后法。

吐利止，为内邪已解；而身痛不休者，则外之余邪尚未尽也，是当消息和解其外，宜桂枝汤小微和之。

此言里和而表未和也。"消息"二字最妙，不然四逆汤、桂枝新加汤证与此证只差一黍。

霍乱之为阴虚者。中焦之津液，内灌溉于脏腑，外濡养于筋脉。吐则津液亡于上矣，利则津液亡于下矣，汗出，则津液亡于外矣。亡于外则表虚而发热恶寒；亡于上下，无以荣筋而四肢拘急，无以顺接而手足厥冷者，以四逆汤主之。助阳气以生阴液，方中倍用炙甘草以味补阴。

〔述〕此言四逆汤能滋阴液也。此证尚可治者，在发热一证为阳未尽亡。

"滋阴"二字，不可令张景岳、薛立斋、李士材、冯楚瞻、叶天士一流人闻之，费了多少熟地黄、地黄炭、何首乌之类以误人也。

霍乱之为阳虚者。既吐且利，阳气亡于上下矣；小便复利而大汗出，阳气亡于表里矣。下利清谷，里寒甚也。寒甚于内，而格阳于外，故内寒外热，诊其脉微而欲绝者，惟阴无阳，生阳不升故也，宜急回阳，以四逆汤主之。

〔述〕此言四逆汤能助阳气也。

"阳虚"二字，不可令熟于张景岳、薛立斋杂说之人闻之，以人参、黄芪等药误人不少。

阴阳气血俱虚，水谷津液俱竭，无有可吐而吐自已，无有可下而下自断。亡阴亡阳之证仍在，故汗出而厥，四肢拘急不解，脉微欲绝者，再宜通脉四逆加猪胆汁汤主之。启下焦之生阳，助中焦之津液。

〔述〕此合上两节之证而言也。上节以四逆汤滋阴液；次节以四逆汤助阳气；此节气血两虚，又宜通脉四逆加猪胆汁汤，生气而补血也。

然治此当以胃气为主也。吐利之病，在内若发汗，先从外以解之，恐伤胃气也。今按其脉平，外解而内亦和也。但尚有小烦者，食入于胃，浊气归心，一时不能淫精于脉也。盖吐利初愈，以其脏腑新虚，不能胜受胃中之谷气故也。谷气足，经脉充，胃气复，烦自止矣。今之治伤寒者，辄禁其食，贻害不少。然与之有时，不令太早；与之有节，不令太过，则愈。

此言人以胃气为本。经曰：得谷者昌，失谷者亡。霍乱吐利，胃气先伤，尤当顾之，故结此一条，以终霍乱之义。师每篇俱以顾胃气为总结，以人有胃气则生也，治病者当知所重矣。然今医亦耳食此二字，反以四君子汤、补中益气汤、归脾汤等为补中之剂；以栀子豉汤、竹叶石膏汤、调胃承气汤、泻心汤等为败胃之剂。江、浙、闽、粤四省尤甚，堪发一喟！

辨阴阳易差后劳复脉证

伤寒，男子病新差，而妇人与之交得病，名曰阳易；妇人病新差，而男子与之交得病，名曰阴易。言男女互相换易也。阴阳易之为病，其形相交，其气相感。形交则形伤，其人身体重；气交则气伤，其人少气。夫奇经冲、任、督三脉，皆行少腹、前阴之间。前阴受伤，故少腹里急，或引阴中拘挛，或热邪循三经而上冲于胸，髓海不足，而为头重不欲举，精不灌目，而为眼中生花，精不荣筋，而为膝胫拘急者，以烧裈散主之。

〔述〕此言伤寒余热未尽，男女交媾，毒从前阴而入，传奇经冲、任、督三脉，而为阴阳易之病也。

烧裈散方

上取妇人中裈近隐处，剪烧灰，以水和服方寸匕，日三服，小便即利，阴头微肿则愈。妇人病，取男子裈裆烧灰。

伤寒大病差后，营卫气血、阴阳水火始相调和而交会，若劳伤之而病复作者，以枳实栀子豉汤主之。胃气新复，运化不及，若有宿食者加大黄如博棋子大，五六枚。

此言新差后有劳复、食复之症也。劳复者，病后无大劳，如因言语思虑、梳澡迎送之类，复生余热也。食复者，《内经》所谓多食则复，食肉则遗是也。若犯房而复者，名女劳复，华元化谓为必死。愚随证以大剂调入烧裈散救之。

枳实栀子豉汤方

枳实三枚，炙　栀子十四枚，擘　豉一升，绵裹

上三味，以清浆水七升，空煮取四升；纳枳实、栀子，煮取二升，下豉，更煮五六沸，去滓，温分再服。复令微似汗。按：清浆水是淘米水，二三日外味微酸者，取其安胃兼清肝火。一说取新净黄土以水搅匀，澄之，取其水之清者，盖欲藉土气以入胃耳。余每用，俱遵前说。

伤寒差已后，不因劳食而更发热者，乃余邪未尽而留于半表半里之间，宜转其枢，以小柴胡汤主之。若脉浮者，热发在表也，以汗解之；若脉沉实者，热发在里也，以下解之。

〔述〕此五节，言伤寒差后余邪未尽，有虚实，有寒热，有水气，有在表者，有在里者，有在表里之间者，皆宜随证而施治之也。按《尚论篇》云：汗下之法，即互上条：汗用枳实栀子之微汗，下用枳实栀子加大黄之微下。存参。

太阳寒水之气从下而上运行于肤皮。今大病差后，太阳之气不能通行周遍于一身，止逆于下焦，从腰以下有水气者，以牡蛎泽泻散主之。盖腰以上属阳，阳水当从外泄；腰以下属阴，阴水当从下泄也。

〔述〕大病后用诸药峻攻，何反不顾其虚耶？正因水势未犯半身以上，急排其水，所全甚大。设用缓药，则阴水必侵入阳界，治之无及矣！倘因大病后遽行温补，岂知其后且有大患哉？

牡蛎泽泻散方

牡蛎　泽泻　瓜蒌根　蜀漆洗去腥　葶苈熬　商陆根熬　海藻洗去咸　以上各等分。

上七味，异捣，下筛为散，更入臼中治之，白饮和，服方寸匕。小便利，止后服。日三服。

大病差后喜唾，是脾虚不能收摄津液，乃至久不了了者，胃上有寒，不能行其津液，以致涎沫涌出，当以丸药缓缓温之，宜理中丸。

〔述〕上节差后而得实证，此节差后而得虚寒之证，无虚虚、实实立论之章法也。

伤寒解后，气血虚少。血少不能充肌肉，渗皮毛，故形体消瘦而虚赢；中气虚，故少气。上言胃土有寒则喜唾，此证胃中有热则气逆欲吐者，以竹叶石膏汤主之。

〔述〕上节言虚寒证，此节言虚热证也。

竹叶石膏汤方

竹叶二把　石膏一斤　半夏半升，洗　麦门冬一升　人参三两　甘草二两，炙　粳米半升

上七味，以水一斗，煮取六升，去滓；纳粳米，煮米熟汤成，去米，温服一升，日三服。

病人脉不浮，不沉实，为脉已解，脉解而病之解，为真解矣。而日暮乃阳明之旺时，微烦，盖以大病新差之人，强与以谷，脾胃气尚弱，一时不能消谷，故令微烦。不必用药消之，只须减损其谷，则能消化而愈。何以谓之损？少少与之，非不与也。

〔述〕此又结谷气一条，以明病后尤当以胃气为本，而胃气又以谷气为本也。损谷即是纳谷之妙用，所谓以少许胜人之多许也。

凡病人起居坐卧；俱听其自然，不可勉强，强则非所欲，反逆其性而不安矣，不特一食也。

辨痉湿暍脉证

伤寒所致太阳痉、湿、暍三种，宜应别论。以为与伤寒相似，故此见之。痉充至切，暍音谒。

言三种所因虽不同，而俱伤太阳之气，与伤寒相似，故于伤寒之后见之。

太阳中风之病，入于经俞，则强急反张，动摇口

噤而为痉。风伤标阳故**发热**；阳邪伤阳，阴液不通，故无汗。标阳既已，外应即不当恶寒，今反恶寒者，标本俱病也。纯阳无阴，故名曰**刚痉**。

此言刚痉，《金匮》有方。

太阳病，同前证，惟发热汗出，风入经俞而表里虚也。不恶寒者，病标阳而无本寒之气也。阳之汗，以天地之雨名之。汗出，则刚强之气稍折而柔和，故名曰柔痉。

此言柔痉，《金匮》有方。

太阳病，底面即是少阴，今痉病**发热**，是太阳表证，**脉沉而细者**，是少阴里脉，与寻常痉脉按之紧如弦、直上下行者不同，名曰痉，为难治。按：此三字，宜从《金匮》补入。

余著《金匮读》论之甚详，而补其方屡用屡效。

太阳病作痉者，血虚无以营养其经脉也。发汗太多，汗即血也。即一汗证可以例产后、金疮、一切血虚之证，皆因之而致痉。

此言所以致痉之由也。

经云：因于风者，上先受之，故痉病上而身热；未及于下，故下而足寒，风伤太阳之经，故颈项强急；风伤太阳之气，故恶寒；阳气上行于头面，故时头热，面赤；太阳之脉起于目内眦，风热伤于经脉，故目脉赤；颈项因强急而不能动，独头面呈风象而摇，强急则筋不舒而牙紧闭，故卒然口噤，况风邪客于会厌乎？

背反张者，风邪入于经俞也，此刚柔二痉之见病也。

〔述〕此形容痉病之象，以明痉病不与伤寒中风同也。

按：前言刚柔二痉，《金匮》以刚者用葛根汤，柔者用桂枝加瓜蒌根汤，皆太阳之治法，非既成痉病之治法也。《金匮》用大承气汤，具旋转乾坤之手段。余著《金匮读》于仲师欲言未言处补出两方，皆是起死回生之剂。

关者，机关之室，真气之所过也。节者，周身三百六十五节，骨节之交，神气之所游行出入者也。湿伤太阳，流于关节而为病，则心所主神真之气为湿邪所伤，故关节疼痛而心烦；湿为阴邪，故脉沉而细者，此名湿痹。然风寒湿三气皆能为痹，不独湿也。欲辨其为真正湿痹之候，必其人水道不行而小便不利，湿淫于内，而大便反快，但当利其小便，则湿从小便而去矣。

此言湿流关节之病也。然湿者六气之一也。但一气中犹有分别：雾露之气，为湿中之清，伤人皆中于上；雨水之湿，为湿中之浊，伤人皆中于下。亦称太阳者，病由营卫而入，营卫皆属太阳也。此条论地气之湿乃湿之浊者，故曰但当利其小便。若雾露之清邪，即当以微似汗解之。下条纳药鼻中以取嚏，亦外治之解法也。此证师未立方，而五苓散及甘草附子汤之类可悟。

湿家之为病，湿行于周身肌肉之间，故一身尽痛；湿与阳气合并而为热，故发热；湿热郁于肌肉之间，故身色如似熏黄。

〔述〕上节言湿邪凝著于内，不能化热而为湿。此节言湿邪发热于外，化而为热而为熏黄也。

按：熏黄如烟熏之状，黄而带黑也。黄家有阴阳之别：阳黄明亮，阴黄暗黑。师于《金匮》有五苓散加茵陈，与《论》中茵陈蒿汤等方，寒热不同，不可不辨。

湿病禁下者不可不知。湿家病在太阳，太阳之脉上额交巅，夹背脊而行于两旁。雾露之湿，清邪中上，邪著太阳，阳气聚而不行，故其人他处无汗，而但头汗出；湿邪滞碍，而其经输不利，故背强；湿为阴邪，阴气盛于表，故欲得被复而喜向火，此其病尚在于表也。若下之太早，则寒湿之邪陷入于胃而为哕，且胃居中焦，胃病则上下二焦亦病。上焦之气不降，则浊气郁塞而胸满；下焦之气不升，则气化不行而小便不利；舌上如苔者，乃湿滑而白似苔非苔也。总由寒湿之邪陷于胸膈，命门之阳郁在下焦，以丹田有热、胸中有寒八字为不易之勘语，丹田有热，故渴欲得水；胸中有寒，故虽欲得水而不能饮，则口燥似喜水又似恶水，其难过之状而为烦也。受业何鹤龄按：张氏拟补黄连汤，闽医相沿用五苓散。

〔述〕此湿邪误下之逆于胸，而为下热中寒之证也。此合下节俱言湿家不可下也。

湿家误下之，则额上汗出，以阳明之脉交额中，此阳明之气绝，而真液上泄也。且见微喘，以太阳之气与肺相合而主皮毛，此太阳之气绝，而真气上脱也；且见小便利者，以少阳三焦司决渎而出水道，此少阳之气绝，而阴津下注也。三阳气绝，上下离脱，故死。若下利不止者，中土败而地气陷，不必三阳气绝而亦主死。

〔述〕此言湿家下之而上脱下泄，而为不治之死证也。

问曰：风胜为行痹，湿胜为着痹，一属阳一属阴，风湿不和，而两相搏，以致一身尽疼痛。若阴阳和则雨露降，法当汗出而解。然阳之汗以天之雨名之，值天阴雨不止，医云此阴雨之时，天人之气相应，正可发其汗；今汗之，而其病犹有不愈者何也？答曰：汗者所以和阴阳也。若发其汗，汗大出者，风为阳邪，但风气去，即阳气衰。阳衰阴盛，而阴邪之湿气仍在，是故不愈也。若治风湿者，发其汗，但微微似欲汗出者，则阴阳两不相负而风湿俱去也。

〔述〕此节论风湿，次节论寒湿，末节论所以致风湿而寒湿亦在其中矣。

雾露之湿为清邪，自上受之。湿家病，关节不疼痛，止是半身以上疼痛，不发热似熏黄，而发热止是面黄。肺司气而主皮毛，湿袭于皮毛，故气不顺而喘；

阴证无头痛，湿未入阴，故头痛；湿袭皮毛，内壅肺气，故鼻塞；湿气弥沦而不散，亦扰心主而生烦。此湿邪但在上焦，毫不犯里，故其脉现出阳之大。不犯胃气，自能饮食，脾气亦舒，而腹中和，因而断之曰脏腑无病。病在头中寒湿，故鼻塞。病浅不必深求，毋庸制剂，止纳辛香开发之药于鼻中，宣泄头中之寒湿则愈。

〔述〕此言寒湿伤于高，表里气自和，宣通其空窍而自愈也。

按：朱奉议用瓜蒂散纳之。

病者风湿相搏，一身尽疼，发热，每于日晡所剧者，以日晡所为阳明王时，太阴湿土郁而不伸也，此名风湿。然所以致此风湿之病，乃伤于汗出当风，汗随风复入皮腠而为风湿也；或久伤取冷，所以致风湿也。致风湿者以此，而其所以致寒湿者，亦可以类推矣。

〔述〕上节言治风湿之法，而未及致风湿之因，故特申明其故，以终湿痹之义。

钱天来云：病因汗出当风。夫汗出则腠理开，当风则风乘腠理矣。风邪既入，汗不得出，以离经之汁液既不得外出皮毛，又不能内返经络，留于肌腠而为湿，此即人身汗液之湿也。其或暑，汗当出之时，伤于纳凉太过，使欲出之汗不得外泄，留著肌腠而致病，与汗出当风无异也。《金匮》用麻黄杏仁薏苡甘草汤。

　　太阳中热者，暍是也。暍者暑也，暑干肌腠，而表气虚微，所以其人汗出；太阳以寒为本，故恶寒；暑热之邪内合太阳之标热，故身热而渴也。

　　〔述〕此三节论暍伤太阳。暍者暑也，《金匮》用白虎加人参汤。

　　太阳中暍者，其证身热疼重而脉微弱。此以夏月因受暑热而复伤冷水，水行皮肤中所致也。推之夏月阳浮阴伏，凡畏热贪凉，皆可以冷水例之。病在阴经，即为阴证，岂可一以清凉治暑哉？

　　此言暑热常合湿邪为患。《金匮》治以一物瓜蒂汤：方用瓜蒂二十七个①，水一升，煮取五合，去滓，顿服。后人推广其义，用五苓散、大顺散、小半夏茯苓汤、十味香薷饮、白虎加苍术汤，皆兼治湿也。

　　无形之热伤其肺金，用白虎汤救之；有形之湿壅其肺气，用瓜蒂汤通之。

　　太阳中暍者，病标本之气，故发热恶寒；病所循之经，故身重而疼痛；热伤气，故其脉弦细芤迟；膀胱者，毫毛其应，故小便已洒洒然毛耸；阳气虚不能营于四肢，故手足逆冷；小有劳身即热，气虚不能自支也；口开，前板齿燥，以劳而动阳热，阴津不能上滋也。此表里经脉俱虚，不可汗、下、温针。倘若误认为伤寒而发汗，则表虚而恶寒甚，若因其寒甚而加

————————

　　①　二十七个：《金匮要略》原文作："二十个"。

温针，则经脉虚而发热甚；若因其发热甚而数下之，则里虚而津液伤，故淋甚。

此言中暍之阴证，发热恶寒至手足逆冷，皆阴寒之脉证。"小有劳"三句，是虚而有热之见证。火、汗、下皆为所戒，而治法从可推矣。